JN172410

藤田紘一郎

40歳からはパンは週2にしなさい

健康人新書
廣済堂出版

はじめに　パンの食べすぎが腸を傷める

突然ですが、みなさんは週に何回、パンを食べているでしょう？

中には、毎朝の朝食に食パンや調理パンを召し上がっている人もいるのではないでしょうか。いや、朝だけでなく昼食やおやつにもカフェや社員食堂でサンドイッチを食べるといった人もいるかもしれません。

あるいは、小中学生のお子さんなら、給食で平日はたいていパン食という人もいるでしょう。


本書を手に取ったとき、「タイトルがいかにも刺激的」「週に2回しかパンを食べてはいけないなんて本当？」と感じた方が大半ではないかと思います。

念のため記しておくと、私は何も「嫌パン党」でもなければ、お米の生産者団体などと近しい者でもありません。

ただ、好奇心を持って「腸内細菌」のことを研究し続けてきた一医師にすぎません。

そのような私が、なぜパン食に警鐘を鳴らすかと言えば、その答えは一つ。

過度のパン食が腸を蝕《むしば》み、ひいては身体や心も蝕むことがわかってきたからです。


本書をお読みいただければわかりますが、ここで言う「パン」とは、小麦粉および小麦粉に含まれる「グルテン」という成分の象徴です。つまり、パンに限らず、うどんやラーメン、パスタといった小麦粉からつくられる食物についても、パンと同様に注意が必要なのです。


ではなぜ、小麦・グルテンがよくないのでしょうか?

それは、小麦に含まれるグルテンが、腸の壁にごく微細な穴を開けることがあるとわかってきたためです。

この穴はかなり小さいため、内視鏡《ないしきょう》などでも判別は不可能です。

しかし、そうしてできた穴から、各種のアレルギーや病気を引き起こす物質が体内へもれ出します。この「腸モレ」によって、血流に入った異物が、人の身体や心を蝕んでいくのです。

腸モレのことを、欧米では「リーキーガット（症候群）」と呼ぶこともあります。「リーキー」は「もれやすい」、「ガット」は「腸」の意味で、文字どおり、腸モレです。


体内に異物が侵入すれば、身体はそれを排出しようとして、免疫反応などを起こします。アレルギー反応もその一種です。

たとえば、腸モレにより、疲労感、倦怠感、肌荒れ、抜け毛、口内炎、鼻炎などが起き、進行してしまえば、がん、うつ病、認知症などに発展することもあります。

恐ろしいのは、**その際の不調やアレルギーが最初は軽かったり、遅発性《ちはっせい》（現れるのが遅い）だったりして自覚しにくい**ことです。

腸モレは、絶対に予防&改善すべきです。


もっとも、すべての小麦粉由来の食物がNGかと言うと、そうでもありません。

許容範囲と思われるパンもありますので、そのことについても本書で詳しく述べていきます。

さらに言えば、この「パンは週に2回まで」という限定は、全世代に向けたものではありません。50代以上、可能であれば40代以上の人たちに考えてほしい一つの指針です。


20～30代など若いうちは、一般に活動量も多いうえに、筋肉量（基礎代謝）も多く、少々のカロリーは消費されます。

また、そうした年代の人々は、出産や育児、ハードな仕事をこなすため、炭水化物をガンガン燃やして消費する「解糖《かいとう》エンジン」というもので身体を動かします。

そのため、小麦を含めた糖質を多少多く摂っても、中高年のような不具合は現れにくいのです。

逆に40代、とくに50代を過ぎると、注意が必要になります。小麦に代表される糖質を過度に摂取し続けていると、腸モレからくる心身の不具合に加えて、肥満や生活習慣病の傾向を後押ししてしまうからです。

そういう意味で、本書は主に40代以上の人たちに読んでいただける内容にしました。すでに起こっている、あるいは今後起こり得るであろう不具合について、「過度のパン食」が一因であることを解き明かしていくつもりです。

同時に、腸内細菌のバランス（腸内フローラ）を改善することで、そうした不具合を解消できることをお伝えしていきます。

そのために必要な食生活や生活習慣、ストレスとの付き合い方といった点にも言及します。

今までは、ただ消化と排便を司っているだけと思われていた小腸が、近年、身体の免疫をはじめとするさまざまなことと関連していることが、国内外の研究でわかってきました。

そう、腸は血流や神経を通して、他の臓器や脳ともすべてつながっているのです。

腸を良くすれば、身体も心も良くなる。

そのためには、試しにパン食を週に2回までと制限してみましょう。
「物は試し」とも言います。
だまされたと思って一度、取り組んでみてください。
ウソのように身体と心がすっきりと軽くなることも夢ではありません。

みなさんの腸と心身の健康をお祈りいたします。

40歳からはパンは週2にしなさい／目次

第2章　腸の不調は心身に大きな害をもたらす

第3章　腸を喜ばせ若返る食生活とは？

第4章　ちょっとした生活習慣で腸と心身を守る！

※本書に掲載されている店名や商品名は執筆当時（2017年11月）のものであり、変更される可能性があります。

制作スタッフ
編集協力／楠本亘　大西華子　加藤明希子
イラスト／みわまさよ
校正／矢島規男
ＤＴＰ／三協美術
編集／江波戸裕子（廣済堂出版）

第1章

小麦が腸にやさしくないワケ

Ｏ１５７で下痢をしない人がいる！

ある年、某市の小学校でＯ１５７《オーイチゴーナナ》（病原性大腸菌の一種）の集団感染が発生。学校給食を食べた児童ら９０００人以上が感染、発生当時、数名の児童が亡くなりました。

当時、私はその市内の２つの小学校で、実際に児童の便などを調べる調査を行いました。その結果、わかったことがあります。

・30パーセントの子どもは、Ｏ１５７を飲み込んでも下痢をしなかった。
・10パーセントの子どもは、Ｏ１５７で重症化し入院していた。

残る60パーセントの子どもは、程度の差はありますが、下痢などを発症したものの、入院といった大事には至らなかったのです。

入院に至った10パーセントの子どもたちには、いくつか共通する背景がありました。多くが第一子で、一戸建てに住む児童が多かったのです。

逆に、下痢をしなかった30パーセントの子どもたちはどうだったか？　彼らには一戸建てに住む子もいましたが、低層マンションやアパート、団地などに住む子が多く、さらには兄弟姉妹が多いという傾向がありました。そして、多くは泥んこになって外遊びをするような、比較的活発な児童が多かったのです。

推測も交えて言えば、清潔に育てられた子どもたちがＯ１５７によって入院に至り、逆に比較的自由に育てられた子どもたちは、同じ菌を飲み込んでも下痢さえしなかった、ということです。

この事実は何を意味しているのでしょうか？

Ｏ１５７のような細菌が体内に入ってきたとき、腸にいる腸内細菌と腸粘膜《ちょうねんまく》がそれら異物を追い出す働きをします。

調べてみたら、**下痢をしなかった30パーセントの児童は、この腸内細菌の数と種類が多かった**のです。逆に、**入院に至った10パーセントの児童は、腸内細菌の数も種類**

も少なかったのです。

ある意味、自由で奔放に育てられていた子どもたちは腸内細菌が豊富で免疫力が強かったということになります。

それは、なぜなのでしょうか?

腸内細菌はビタミンをつくり、ウイルスから人体を守る

私やみなさんの腸（小腸）には、じつに多くの腸内細菌が住んでいます。最近ではそれらの様相《ようそう》を「腸内フローラ」とも呼びます。

腸内細菌は、この世に3万種類前後もあると言われています。それらは、善玉菌《ぜんだまきん》、悪玉菌《あくだまきん》、日和見菌《ひよりみきん》の3種に大別できますが、**ヒト一人の腸内細菌の数はおよそ100兆個、種類は平均200種類にも上るのです。**

これらの腸内細菌には、さまざまな役割・機能があります。

まず、基本的な役割が以下の3つです。

①消化
②吸収
③排泄

腸内細菌が健康を左右する！

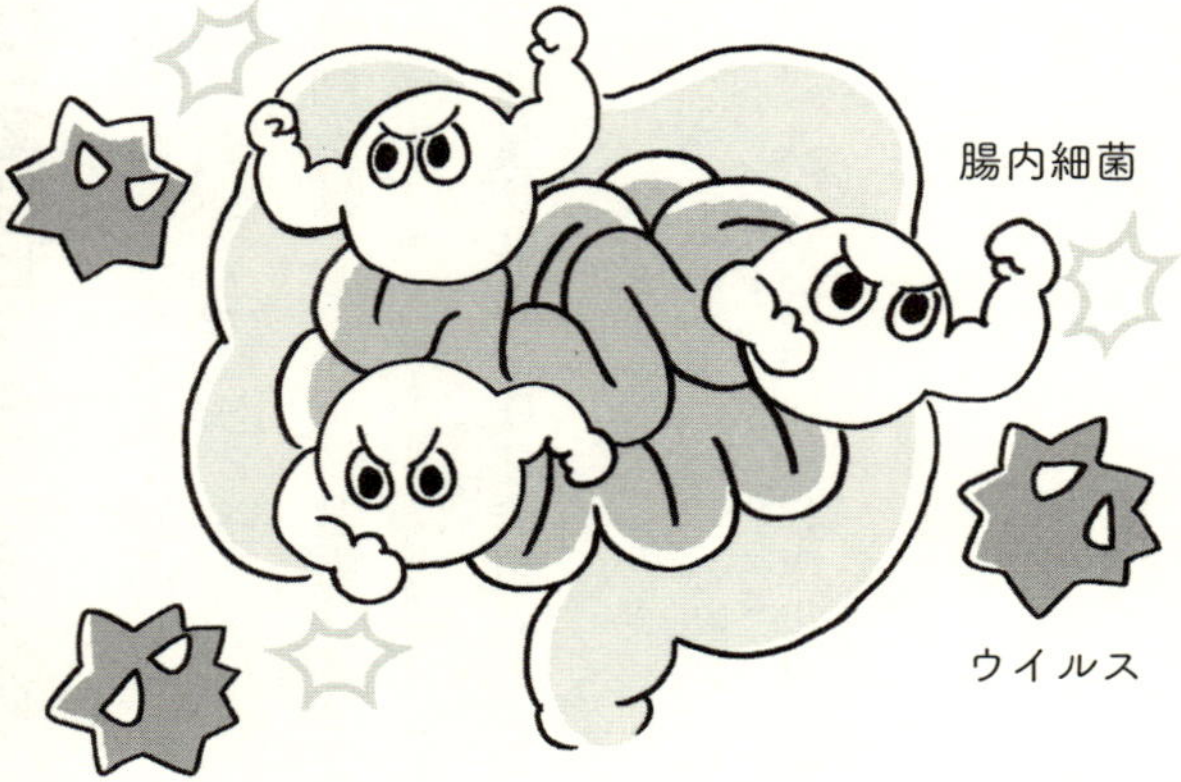

これらはみなさんがご存じのとおりですね。

こうした機能のほかにも、腸内細菌は私たちの健康と密接な関係がある働きを司っていることが最近わかってきました。

それが、以下のようなものです。

④合成
⑤免疫
⑥浄血
⑦解毒

腸内細菌は、各種のビタミンや、ドーパミンやセロトニンなどの神経伝達物質の前駆体《ぜんくたい》、酵素などを体内でつくってくれます（「合成」）。また、病原菌やウイルスから身体を守ってくれます（「免疫」）。

また腸内の腐敗を防いで血液を浄化する働きもあります（「浄血」）。さらには、化学物質を分解・排除してくれます（「解毒」）。

ドーパミンやセロトニンは、「脳」のやる気や幸せのホルモンというイメージなのですが、なんとその90パーセントは「腸」にあることが最近わかってきたというわけです。

つまり、単に栄養を吸収して不要なものを出すだけでなく、**腸（小腸）と腸内細菌は、私たちの健康そのものを左右していると言っても過言ではありません。**

腸内細菌の状態は、健康のバロメータであると同時に、病気や不調の原因を探る大事な着眼点でもあるのです。

この**腸内細菌のバランスがくずれている日本人が増えています。**

後述する**各種アレルギーや生活習慣病の増加、さらにはうつや多動性注意欠陥障害《たどうせいちゅういけっかんしょうがい》（ADHD《エーディーエイチディー》）といった脳に関する病気**まで、突き詰めていけば腸内フローラの悪化が要因ということが言われてきているのです。

さらには、「はじめに」でも触れたパン食に代表される「小麦粉の摂りすぎ」が、腸内バランスを悪化させ、「腸モレ」すら起こしている可能性があります。

今こそ私たちは、身近に〝共存〟している腸内細菌に目を向け、彼らとうまく付き合っていくことを意識すべきなのです。

腸内フローラを改善することは、何歳でもできる

お腹にいる胎児には、腸内細菌は1個もありません。しかし、生まれた直後から、外部より少しずつ腸内細菌を獲得します。

最終的にどんな「腸内フローラ」になるかは個人差があり、**腸内細菌の種類や数が多ければ多いほど、免疫力が高くなります。**

現代は一人当たりの腸内細菌は100兆個とされるものの、戦前の日本人はもっと多い300兆個くらいは持っていたのでは、と推測しています。

つまり、現代人は免疫力が下がっているのです。

腸内細菌は、公園の砂場などいろいろなところにいますが、とくに人の腸内に住んでいるため、育ててくれた人の腸内細菌の種類に似てきます。双子であっても、何らかの理由で乳幼児のときに離れ離れになった場合は、腸内細菌の種類がまったく違います。

腸内細菌のじつに90パーセントまでが、生まれてから1歳になるまでの間に形づくられます。その後、おおむね5歳になるまでに残る10パーセントも形づくられ、それ以降、腸内細菌の種類はほぼ変わりません。

後述しますが、ヨーグルトなどを摂ってもそう簡単に種類は変えられないのです。

こう書くと、「自分はもう40代、50代だから、逆立ちしても腸内環境を変えるのは無理だ」と早とちりする人がいるかもしれません。

たしかに、すでに形づくられている腸内細菌の種類を大きく変えることは困難ですが、**数を増やしたり減らしたりすることは何歳になっても可能**です。

毎日の食生活などを改善することで、腸内細菌の数を増やして、健康な腸内環境を得ることができます。

自身が両親などから授かった腸内細菌を、いわば贈り物として受け入れ、それを最大限にうまく機能させることを考えていけばよいというわけです。

■いろんな大人と触れると、子どもは丈夫になる

現在、乳幼児を育てているという人や、未就学の甥《おい》や姪《めい》、孫がいるといった人には、ぜひ心がけてほしいことがあります。

それは、できるだけそうした子どもたちに普段から接して、「ギュー」したり、「高い高い」をしてあげたり、あらゆる方法で「触れる」コミュニケーションをするとよい、ということです。

赤ちゃんは、生まれてすぐから身近にあるあらゆるものをなめたがるものです。これは、本能的に腸内細菌の種類を増やそうとしているからだ、と私は考えています。

両親や祖父母、叔父や叔母、ご近所の人たち……いろんな人々と身体で触れ合うことで、そうした人たちが持っている腸内細菌を、自然と自分のものにしていくのです。

同様に、自宅内だけでなく、いろんなお家や野外に連れ出したり、砂場や泥遊びを

させることなどで、自宅とは異なる菌に接するようになります。

1歳、さらには5歳に至るまでの間に、**多様な接触・体験をしておくことが、結果として腸内細菌を多様化させ豊富にし、身体を丈夫にします。**

現在の育児は、ともすれば清潔さが過ぎることがあります。

哺乳瓶《ほにゅうびん》やおもちゃもすべて消毒し、感染などを恐れるあまり、親以外の大人との接触を減らそうとする……。

最近は多くの抗菌グッズが売られています。しかし、50年前にそのようなグッズはあったでしょうか？

まわりの環境を除菌しすぎてしまうと、子どもの腸内細菌の多様性は損なわれてしまい、免疫力が強くなりません。

もちろん、いわゆる未熟児状態で生まれて無菌に近い保育器や未熟児室を必要とする赤ちゃんもいます。あるいは、元気な赤ちゃんや幼児でも風邪をひくこともあります。

そうした赤ちゃんや幼児まで、すべて外に連れ出せ、と言っているのではありません。

無理にスパルタにしたり不潔にしたりする必要はまったくありませんが、親世代が子どもだった頃の「清潔すぎない育児」も意識してみることが、子どもの腸内細菌を豊かにしてくれるのです。

アトピーに花粉症。アレルギー増加は腸環境のせい

今度は、腸内細菌と免疫力、アレルギーの関係について、見てみましょう。

そもそも、アレルギーは「免疫のバランスのくずれ」だと指摘されています。

たとえば花粉症。本来、花粉は人の身体に害ではないのに、身体が害だとみなして、花粉を排出しようとする免疫の過剰から起きます。

今では日本人の3人に1人が悩んでいるとも言われるスギ花粉症ですが、国内ではじめて発症が確認されたのは、1963年、栃木県日光市の患者さんでした。

アメリカの専門誌などにも論文がありますが、日本ではこの時期から、花粉症やアトピー、さらにはぜんそくなどが急激に増えていきます。ちなみに、ほぼ同時期、アメリカではブタクサによる花粉症が増えていったということも書かれています。

それらの論文によれば、**日本人はもともとアレルギーになりにくい体質**だとも述べられています。私たちの生活実感でもそうです。現在、40代以上の人たちにしてみれば、子どもの頃に自身や周囲の人がアレルギーを持っていたという経験は少なかった

はずです。

では、なぜ60年代の高度経済成長期から、本来はアレルギーとは〝無縁〟のはずの日本人の間にアレルギーが広まったか？

私はその最大の原因を食生活の変化＝腸内の変化と見ています。

次ページの図を見てください。

かつて、日本人は食物繊維を豊富に摂っていました。まだ戦後の気配が残る1951年には1日あたりで27グラム。それが徐々に減りだし、2010年には12グラムと半分以下に減少しています。

逆に、先述したアレルギーの増加は、加速しています。食物繊維摂取量が右肩下がりに下降し、アレルギー発症は逆に右肩上がりに増加。グラフを見ると、両者の相反する関係が読み取れるはずです。

日本人の食物繊維摂取量は減っている

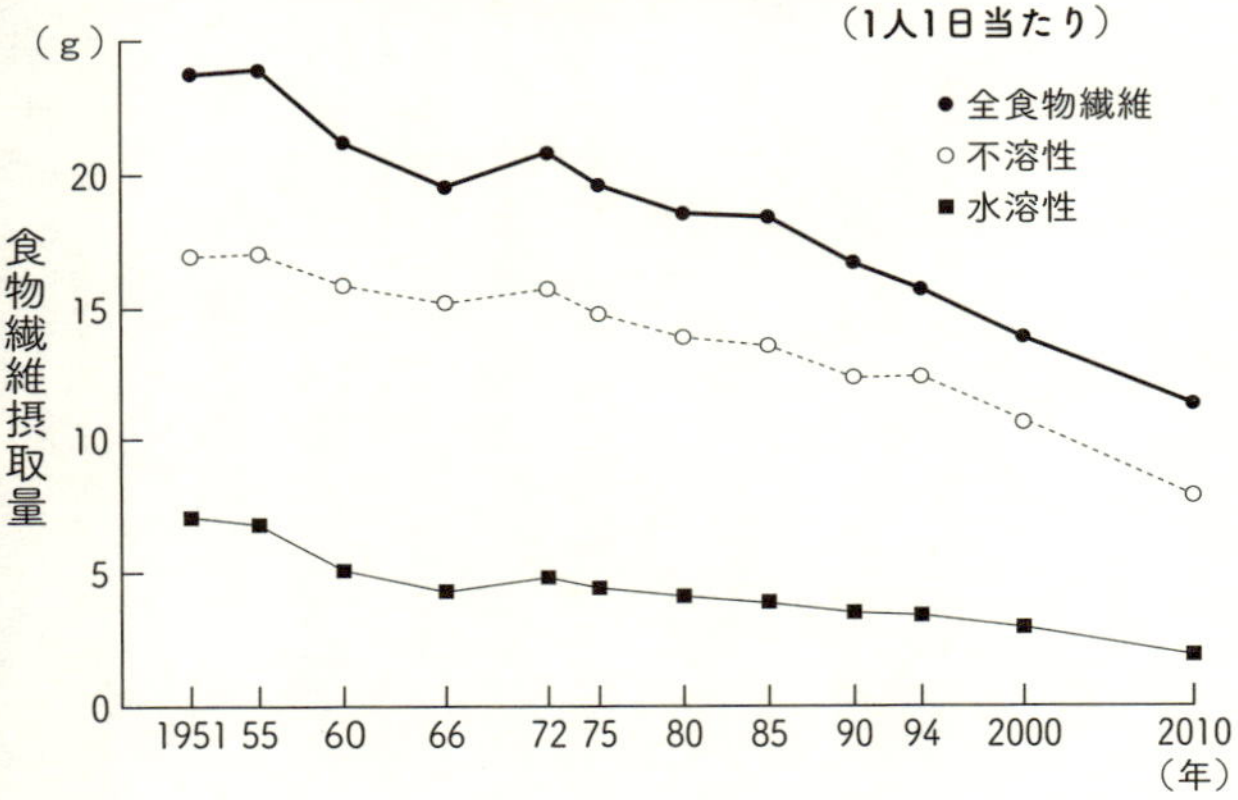

※池上幸江「日本食物繊維研究会誌」1997を改変

食物アレルギーの罹患率は上がっている

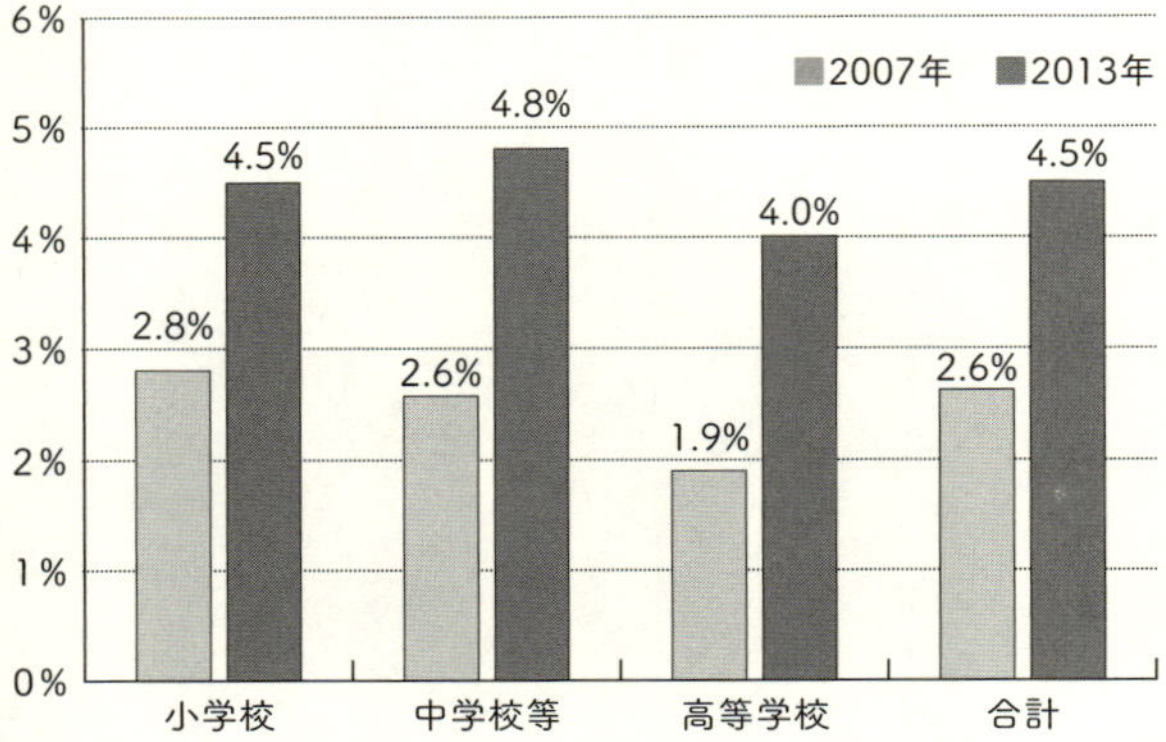

※文部科学省「学校生活における健康管理に関する調査」中間報告（2013年）を参照し編集部作成

最近注目される、腸の「短鎖脂肪酸」

食物繊維の摂取量が減ると、なぜアレルギーにつながるのでしょう？

食物繊維をよく摂ったほうが便秘になりにくいのは、みなさんご存じでしょう。しかし、それだけではありません。

食事から腸内に取り込まれた食物繊維は、腸内細菌の善玉菌が食べて、「短鎖脂肪《たんさしぼう》酸《さん》」と呼ばれる物質になります。短鎖脂肪酸は、健康に興味のある人にとって、最近、注目の的となっています。

短鎖脂肪酸には、**小腸の腸壁にバリアをつくり、異物の腸内への侵入を防ぐというスゴイ役割**があります。これは免疫の一種です。

食物繊維の摂取量が、半分以下に落ちれば、短鎖脂肪酸の産生量も少なくなります。すると、腸のバリアの機能も低下します。

結果として腸にごくごく小さい穴が開くことがあります。すると、アレルギーを引き起こすような各種物質がその穴から体内に入り込み、身体に不調をきたすというわけです。

食物繊維を食べることで、短鎖脂肪酸をつくり出してくれる腸内の善玉菌たち。その食物繊維の摂取が減っているのですから、アレルギーの増加は必然とも言えるのです。

先述したように、子どもの頃の〝潔癖さ〟が過ぎることで、現代人は腸内細菌の多様性や数が減ってきています。そのうえ、善玉菌のエサとなる大切な食物繊維の摂取量も減っている。

それらが相まって、現代人、とくに子どもや若年層の免疫力は低下し、結果としてアレルギー等の症状が大きく増えているというわけです。

悪玉菌も身体に必要

折に触れて述べてきた腸内細菌の種類について、ここで整理しておきましょう。

- **善玉菌**
- **日和見菌**
- **悪玉菌**

腸内細菌は、役割上、以上の3種に分類されます。

しかしながら、**善玉がよくて悪玉は身体に悪い不要なもの、ということではありません。**

コレステロールが善玉と悪玉に役割上分類されるものの、両者とも人間には必要不可欠のものであるのがわかってきたことと同様に、**3種の腸内細菌も、すべて人間に**

は欠かせないことがわかってきました。

悪玉菌は、肉類を分解し、たんぱく質を体内に吸収させるなどの働きをします。

ですから、適量は必要ですし、なければ人間は生きていけません。ただし、もちろん増えすぎはよくありません。年をとるにつれ、悪玉菌が増えやすくなるので、要注意です。

一方、善玉菌は、下痢や便秘を予防し、免疫力をアップし、短鎖脂肪酸をつくるなどのすばらしい働きをします。

とはいえ、これらの菌の数のバランスが大事です。

体内でこのバランスをとってくれているのが日和見菌です。日和見菌とは、空間のそこかしこや室内の机の上などにも無数に存在するありふれた菌のことです。

この日和見菌も、善玉菌とともにしっかり増やしておくことが重要です。

日和見菌は、善玉菌の数が優勢なら善玉菌に、悪玉菌の数が優勢なら悪玉菌にと、勢いのあるほうにつくという性質を持っています。

ですから、**善玉菌のエサとなる食物繊維を豊富に摂り、納豆や酢の物といった日和見菌のエサとなる食物も適宜摂っているような状況であれば、善玉菌優位の黄金比率が保たれやすくなる**のです。

逆に、たとえば焼き肉を食べに行き、肉や海鮮物ばかりを口にし、食物繊維や発酵食品をほとんど摂らないといった食事をした場合は、腸内は悪玉菌優位の状態になり、便秘や下痢を引き起こしやすくなるというわけです。

ですから、焼き肉屋などで肉をたくさん食べるのであれば、ニンジンやタマネギ、ピーマンなどの野菜やキムチなども一緒に頼む。あるいは、トンカツを食べるというなら、付け合わせのキャベツも残さず食べ、野菜たっぷりのみそ汁や酢の物などを併せて食べるとよいというわけです（詳細は3章で述べます）。

なお、意外に思われるかもしれませんが、腸内のバランス、つまり**腸内フローラは**

免疫が保てる！ 腸内細菌の黄金比率

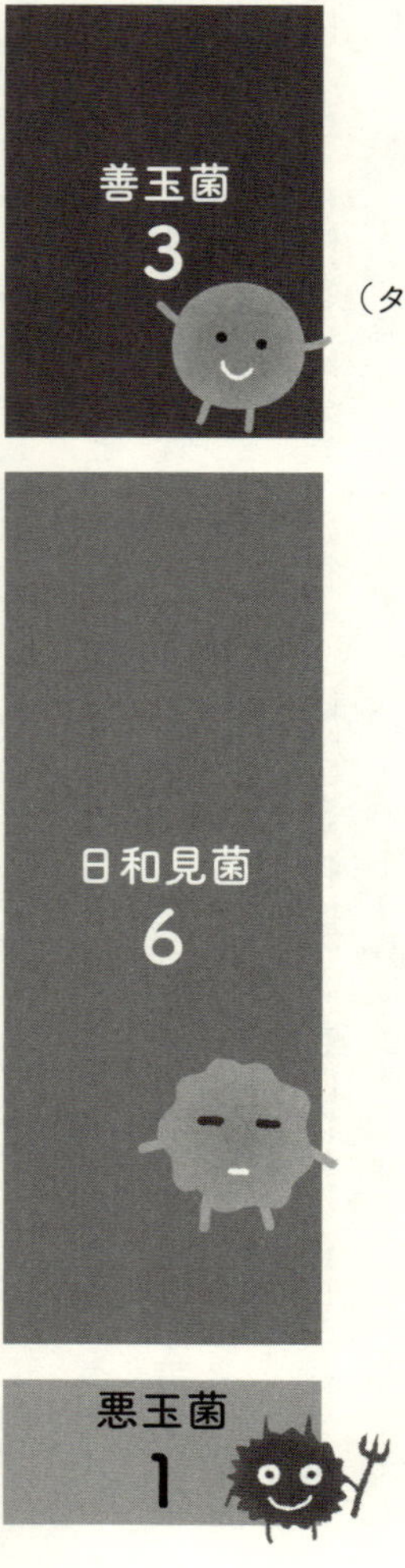

菌のエサとなる食べ物
食物繊維
オリゴ糖
（タマネギやインゲンなどに含まれる）

菌のエサとなる食べ物
発酵食品
酢の物など

菌のエサとなる食べ物
肉・魚などの
動物性タンパク質

１日や半日単位でガラリと変わります。

おそらく、腸内フローラが「少しずつ」、よくなったり悪くなったりというイメージがあるかと思いますが、そうではないのです。悪い食事を摂れば、腸は1日で悪くなります。

毎日の食生活がいかに大事かがわかります。

いずれにせよ、腸内フローラの理想的なあり様、その黄金比率は「善3：日和見6：悪1」です。

便の半分以上は、死んだ腸内細菌！

ところで、みなさんはご自分の便を毎朝しっかりと確認しているでしょうか？

ワタクシは欠かさず見ています。医師になってこの方、腸内細菌に興味を持ち続けているわけですから、世界中で人様のウンチを見てきましたし、自分のも必ず確認しています。

じつは、便を見ることで腸内フローラの状態も、ひいてはその人の「健康度」もわかります。

便と聞くと、多くの人は摂取した食べ物の〝食べかす〟と思うようです。多くの医師でさえそう思っています。

けれども、**便の半分、50パーセントは、じつは死んだ腸内細菌です。残る50パーセントのうち、45パーセントは小腸の粘膜細胞の死骸。さらに残ったわずか5パーセントが食べかす**なのです。

そして腸内細菌の寿命は、原則として「1日」です。

たった1日間で、食べ物を「消化、吸収、排泄」し、そのうえ「合成、免疫、浄血、解毒」といった作用にも携わる。まさに、腸内細菌は働き者なのです。

いや、それだけ多様な働きをするからこそ、たったの1日で死に絶えると言ってもよいでしょう。

食べかすが便の5パーセントにすぎないわけですから、「たくさん食べたからたくさん出る」のではありません！

食物繊維や発酵食品、酢の物などを豊富に摂ることで、善玉菌優位の腸内フローラが保たれているときに、適正な量のよい便が出るのです。なぜなら、腸内細菌がフルに働くことができ、寿命をまっとうしてすべて死に絶え、便として出るからです。

バランスよく食べるからこそ、なのです。

逆に、肉食に偏ったりして**悪玉菌優位の状態にあるときは、腸内細菌は本来の働きができなくなります。すると、本来は1日で死ぬはずの腸内細菌が、腸内で3日、4日と生き続けたりします。古参の菌が生き続けていると新たな菌も増えません。死骸**

も増えません。

結果、便の量も減ってしまうのです。

たとえば、たくさん食べても、悪玉菌が増えると便の量は減り、そのことが下痢や便秘といった症状として現れるのです。

下痢は量が多くなったように感じるかもしれませんが、実際には便の「水分量」が増えています。

■うんちで、自分の健康度をチェック！

それでは、いわゆる快便とはどのような状態を言うのでしょう。

まず、頻度は1日に1回か、多い人で2～3回程度がよいです。毎日は出ず、2日に1回という人もいるでしょうが、その程度なら許容範囲でしょう。

次に量と形状についてですが、快便とは「黄褐色《おうかっしょく》でバナナ1～2本分」の量と太さがあるものです。さらに言えば、匂いも強くないものが好ましいです。これは、腸内が善玉菌優位で酸性に保たれている証拠だからです。

逆に、よくない便とは、たとえば「黒ずんだ少量の便」で、形がコロコロだったりひょろひょろだったりして、バナナのようなつながりがない状態です。また、少量の割に匂いが強いといった特徴もあります。こうした状態は、腸内フローラが悪玉菌優位で、善玉菌は少ない状態と言えます。

そして、たとえば洋式の水洗トイレなら、便が浮かんでくるのが理想的です。**水に浮かんでくるというのは食物繊維が豊富に摂れていて、消化もよくされている証拠。便秘のときの固い便では、水に沈んでしまいます。**

毎日ほぼ決まった時間に、いきまずに黄褐色のバナナ状の便が出て水に浮く。匂いもさほどしない。こうした状態が理想的でしょう。

他には、毎日おおむね同じ時間に排便があることも、快便の一つの条件です。

普段からこうした状態を確認する習慣をつけることで、ここ数日の食生活を振り返ることになり、腸内フローラの改善に役立てることができます。

日本人の排便量と食物繊維摂取量の関係

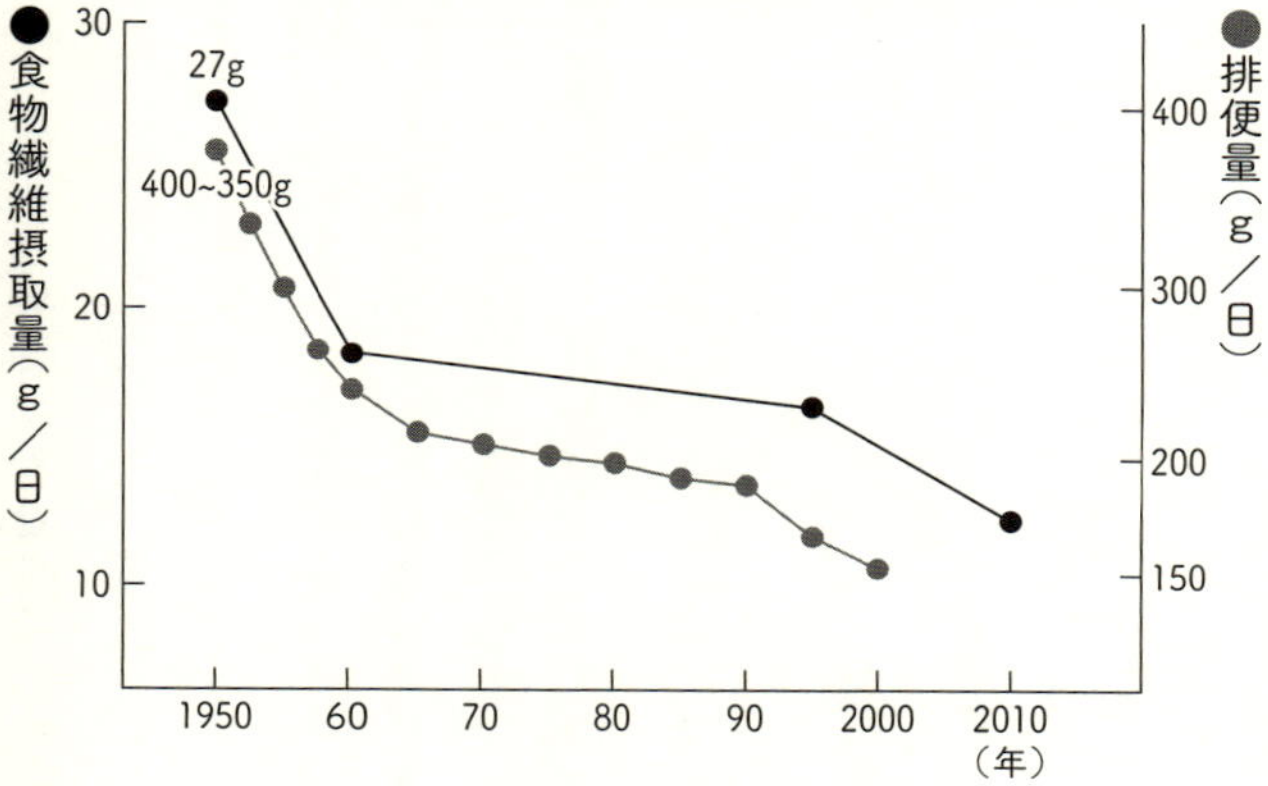

とはいえ、現在では水洗のトイレが主流となり、和式の時代と比べて目視がしにくくなっているのも事実です。それでも、流す前には確認する習慣をつけたいものです。

ちなみに、便の観察をする中で、ある心配を訴える方もいます。

それは、たとえばゴマやオクラの種、ひじきといったものが未消化で便に交じっていることに不安を覚える、といった声です。

こうしたことを不安に思う必要はありません。未消化の海藻や野菜類が散見しても、それらは、たとえば人間が眠っている間に便を送る、といった働きを行っています。

そもそも食物繊維は水に溶ける水溶性ではなく、溶けない不溶性が多いのです。そのため、**未消化のものが便に混ざっていてもごく自然**なのです。

なお、前ページに日本人の排便量と食物繊維摂取量の関係を示したグラフを掲載しました。

食物繊維の摂取量が減れば、自然の理《ことわり》として便の量も減る。そして、33～34ページで述べたように、食物繊維摂取量の低下が免疫力の低下につながり、ひいてはアレルギーの増加につながるのです。

腸からもれて脳にまで達する「グルテン」

ここまで述べてきたように、腸内細菌（とくに善玉菌）のエサとなる食物繊維などの摂取量が減ってきたことが原因で、アレルギーなどの症状をきたす人が増えています。

そのことに加えて、食生活の西洋化によって、腸の機能低下やひいては心身の疾患につながることもわかってきました。

食の西洋化と聞くと、肉食をまずイメージする人が多いかもしれません。けれども、肉だけでなく、**大きい影響を与えるのが「小麦」**です。

日本人の小麦摂取量は、戦後、飛躍的に増えました。

そうして小麦を食べることに慣れた日本人ですが、小麦の摂取量が飛躍的に増えるのは、１９７０年代の初頭くらいから半ばくらいにかけてです（次ページのグラフ参照）。

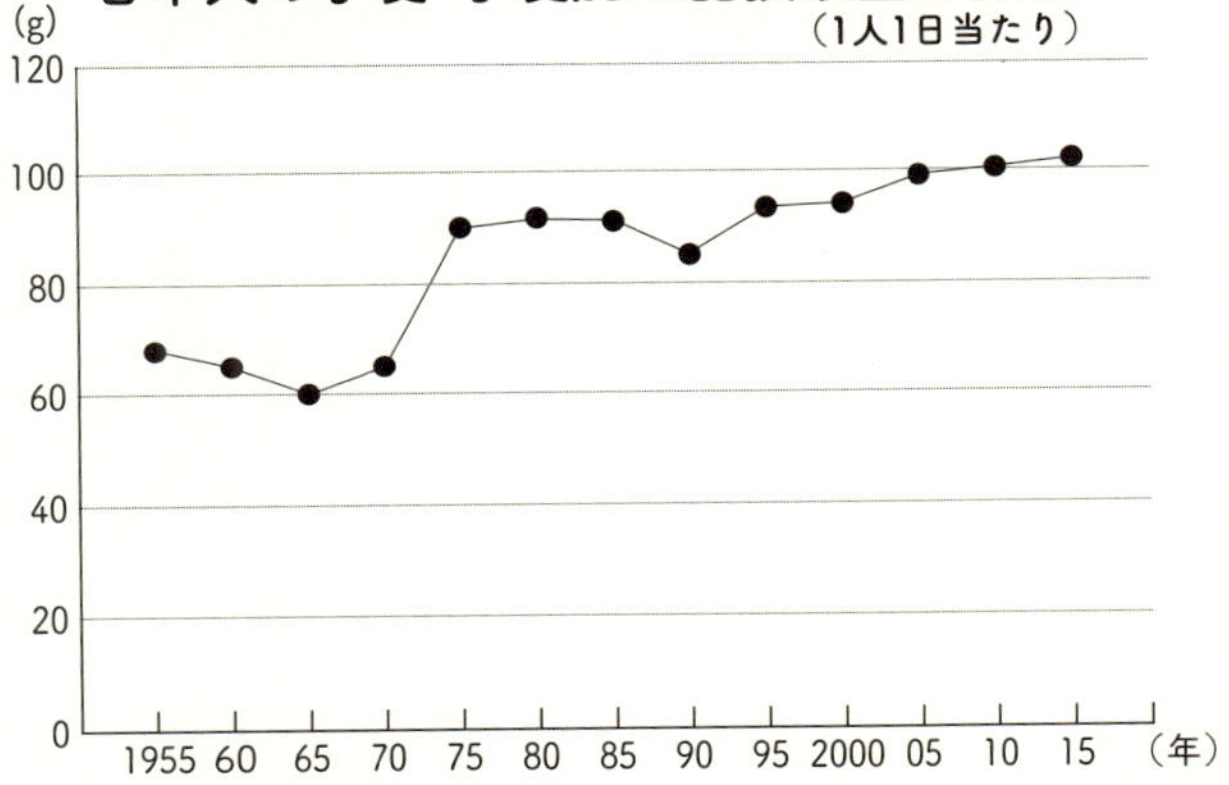

※厚労省のデータをもとに編集部作成

この間、大阪万博に出展されたハンバーガー店をはじめとするファストフードが日本に本格上陸。学校給食でもパン食が増え、カップ麺やインスタントラーメンも普及しはじめました。

小麦摂取量が増えることで、心身のさまざまな不具合が起こるようになっていったのです。

小麦の中に含まれるグルテンによる、「グルテンアレルギー」や「グルテン過敏症《かびんしょう》（不耐症）」が、その代表例です。

グルテンアレルギーは、肌荒れ、湿疹、めまい、下痢、疲れ、集中力低下などを引き起こします。小麦を口にすると、すぐに症状が出ます。

一方のグルテン過敏症は、同じように下痢、便秘、湿疹、疲労感、めまい、PMS（月経前症候群）、偏頭痛、抑うつ状態などを引き起こしますが、こちらは、反応が遅く出る「遅発性《ちはっせい》」であるため、気づかない人がほとんどです。

だから恐ろしいとも言え、私は本書で訴えていきたいのです。

アメリカでは人口の約8パーセントがグルテン過敏症になっていると言われています。

日本では正確な数値は出されていませんが、おそらく**10万〜100万人くらいはいる**のではないかと考えられます。しかし、ほとんどの方は気づいていません。


グルテンとは、小麦に特有のタンパク質の一種です。

グルテンがあると食べ物が、「モチモチ」とした食感になります。このグルテンが腸に触れると、腸粘膜に抗体ができアレルギー反応を起こし、結果として、腸粘膜の表面に目に見えないほど微細な穴が開くことがあります。

その穴から、グルテンが血管中にもれ出し、結果として血流を通じて全身や脳にまで達するということがわかっています。

他のアレルギー物質は脳には達しないのですが、グルテンだけが脳に達するので大きな問題なのです。

詳細は次章で述べますが、うつやADHDといった、これまで**「脳の病気」と思われてきたことが、じつはこの腸モレと関係している**ということがわかってきたのです。

本来グルテンが、「ペプチド」という小さい物質にまで分解された場合は、体内の免疫反応は起こりません。ところが、グルテンを大量に摂取したり、腸の機能が弱っていたりすると、分解が進まず、グルテンのまま腸から体内へ〝もれ出して〟しまうというわけです。

こうして腸からもれ出して体内に入り込むグルテンに免疫反応が起こり、グルテンアレルギーやグルテン過敏症が起こるというわけです。

また、このグルテン過敏症よりさらに重い症状を起こす「セリアック病」という病気は自己免疫疾患であり、免疫反応によって小腸の上皮細胞が破壊されてしまいます。日本にセリアック病の患者さんがどれほどいるかは、今は不明です。しかし、アメリカでは300万人程度がこの病気だと推測されています。

セリアック病ほど激しい症状が現れる人は日本では少ないにしても、後述するように、**子どもにさえ腸モレが起こっているという事実は、腸内細菌が貧弱なことからくる腸のバリア力の低下に原因があると推測される**のです。

■自分が「グルテンアレルギー」かどうかを知る方法

自分がグルテン過敏症やグルテンアレルギーかどうかを知るには、病院で検査をしてもらうことが必要です。ただし、数万円かかることもありますし、遅発性のグルテン過敏症の検査は、一部の病院でしか実施されていません。インターネットなどで実施している病院を調べてみましょう。

また、アレルギーは、不思議なことに検査結果に現れないケースもあります。ですが、検査でわからなくても、症状が出ればアレルギーと言えます。

検査を受けずに、自分で知るためには、**2週間くらい小麦を断ってみる**ことです。小麦製品だけでなく、揚げ物、しょうゆ、他の加工食品など、さまざまな食品に小麦が含まれているので、原材料の表示をよく見て実行してみましょう。

それで体調がよくなれば、グルテン過敏症やグルテンアレルギーの可能性が大きいです。

「グルテンフリー」が世界中に広まっているワケとは

小麦とアレルギーの関係が世界中で知られるようになり、「グルテンフリー」という言葉を聞く機会も増えてきました。

小麦粉の摂取量が多いアメリカなどでは、スーパーマーケットの一角に「グルテンフリーコーナー」が設けられ、グルテンを排した食材が売られています。また、グルテンフリーを謳《うた》ったレストランさえあります。

日本以上に小麦を食べるアメリカでは、セリアック病などの増加が深刻です。そのため、グルテンフリーの食材がもてはやされているのです。

日本国内でも、アメリカほどではありませんが、グルテンフリーの食材を目にする機会が増えてきました。

小麦は、世界人口の全消費カロリーのおよそ20パーセントにもおよぶと考えられます。

日本はもちろん、世界中でグルテンをできるだけ避けよう、減らそうという動きは、これからもますます増えることでしょう。

■普及している「春小麦」はとくに危険

しかし、人類になじみが深い小麦が、人体に危険などということはあるのでしょうか？

じつは、現在広く出回っている小麦は、昔の天然小麦とはだいぶ違います。

世界の人口増などもあり、欧米などのバイオテクノロジー関連企業などでは、小麦の品種改良などを繰り返し行ってきました。さまざまな努力（？）で、人が好みやすい、糖質、グルテンの多い品種が開発されてきたのです。

本来は夏に植えて秋に収穫することが一般的だった小麦ですが、バイオテクノロジー企業により、春に植えて夏には収穫する「春小麦」が開発されました。

春小麦は、「秋小麦」と比べると、グルテンを大量に含んだ口当たりのよい小麦です。

昔の天然の小麦とは、遺伝子からだいぶ違う小麦なのです。そういった不自然な食物が、人間の身体に悪い影響を与えても不思議ではありません。

こうした小麦が北米で流行るだけでなく、日本にも多く輸出され続けている。
アメリカだけでなく、日本でも腸モレが増えるのも必然なのかもしれません。

日本でも、健康な人の血中から腸内細菌が見つかる

腸モレは、欧米では注目が高まっているそうですが、日本ではそうでもありません。そのため、「科学的な証拠は?」とか「日本では無いのでは?」と思われるかもしれませんが、日本でもデータがあります。

順天堂《じゅんてんどう》大学とヤクルト中央研究所が発表したもので、正常な人と糖尿病の人を比較し、それぞれの血中から、生きた腸内細菌がどの程度見つかるかを調べたものです。するど、以下のようになりました。

- **正常な人…50人中2人(4パーセント)が血中から腸内細菌**
- **糖尿病の人…50人中15人(30パーセント)が血中から腸内細菌**

通常、腸内細菌は小腸 ⇓ 大腸 ⇓ 肛門というルートで体外へ排出されます。血中

に腸内細菌があるはずはありません。

ところが、このデータによれば、正常つまり健康な人でも4パーセントが、そして糖尿病の患者さんに至っては、30パーセントもの人が血中から生きた腸内細菌が発見されているのです。

このことが意味していることは一つ。

やはり、腸に穴が開いているという事実に他なりません。

腸粘膜に開いたごく微細な穴から、腸内細菌が生きたまま血液中に流れ出しているのです。腸内細菌は腸にいるうちはよい働きもしてくれますが、血中に入ってしまえば、身体の不調を起こす原因となります。

こうした人は、すでにグルテン過敏症で何らかの不調をきたしている可能性があります。

仮に、調査時点で不調はなくても、やがてグルテン過敏症やより重度なセリアック病を発症する可能性もあります。

このデータでは健康な人の4パーセントから腸内細菌が見つかりましたが、検査の精度が上がれば、もう少し多くの人の血中から腸内細菌が見つかる可能性があります。

私の実感では、日本人の20人に1人くらいが腸モレしているのでは、と思っています。

もう一つ、このデータで着目すべき点は、糖尿病患者さんの腸モレ率（30パーセント！）です。糖尿病を発症している患者さんは、多くのケースで動脈硬化や高血圧、脂質異常症などの併発があることが知られています。

そのことから、生活習慣病の患者さんやその予備軍の人の間では、とくに腸モレが多いだろうことが推測できるのです。

40歳を過ぎたら、パンを食べるのは週に2回まで

ところで、本書のタイトルにもある「パン」ですが、なぜパンだけが悪者扱い？とお思いの方もいるかもしれません。

たしかに、小麦粉を用いた食品はパン以外にも多数あります。そういう意味で「パン」は小麦やグルテンの象徴として挙げている面もありますが、あながちそれだけではありません。

なぜなら、**パンは「手軽で安価でおいしい」からです。**

たとえば、同じ小麦食品でも、パスタやうどん、ラーメンを生でかじって食べる人はまずいません。一方、すでに焼かれて売られているパンは、袋から出せばそのまま食べられます。お箸もお皿もなしで食べられるうえ、安くておいしい各種のパンがコンビニなどで手軽に手に入ります。

また、パンはフワフワとして食べごたえはあまりないことが多いもの。だから、ついつい食べすぎてしまうのです。

パンに限らずですが、パンの主原料でもある小麦粉、そして糖質にはいわゆる中毒症状があることが知られるようになってきました。

小麦粉、そして糖質の過剰摂取を続けると、脳内で「もっと食べたい！」という欲求が出され、ドカ食いに走ってしまうというものです。

この中毒にもっとも陥りやすいのが、手軽で安価でおいしいパンでしょう。**くつろぎながら、仕事をしながら、やたら食べ続けてしまうリスクがある**のです。

■知らぬ間に大量の小麦を摂る現代人

そのうえ、先述した食の西洋化で、私たちは知らず知らず小麦を含む糖質を過剰摂取しています。

お店で売られているスナック菓子などの大半は、小麦粉の塊と言えます。それだけでなく、たとえばハンバーグやソーセージ、さらには魚肉を用いた練り物などにも、つなぎなどのために小麦粉が相応に含まれていたりします。

一度、食品の成分表示を確認してみてください。

また、自宅や外食でソバを食べるという人もいるでしょう。

「ソバならヘルシーでは？」と思われるかもしれませんが、スーパーで売っているソバにも、多くの場合、小麦粉が含まれています。さらに言えば、とくに**安価なソバの場合、ソバ粉より小麦粉の含有量が多かったりします。**

食品の原材料名の表記では、原則、多く使われているものから順に表記されます。そのため、先に小麦粉が表記されていれば、それはソバ粉より小麦粉が多い商品だ、とわかります。

街中の立ち食いソバなども同様で、ソバ粉より小麦粉が多い、ある意味うどんに近いソバが提供されていることもしばしばです。

また、学校給食ではパン食が出され、外食のメニューにも麺類が多く、忙しいときなどは手軽に麺類やパン食を選ぶという人も多いはずです。

こうして、否が応でも小麦と接することが多くなる現代人だからこそ、小麦の摂取を意識して減らすことが必要なのです。

身体の新陳代謝もよく、回復力の高い若年層はともかく、50歳、できれば40歳を過ぎたらパン食は減らしたいものです。

パンのグルテンが腸に触れる頻度が高いほうが、腸は弱ります。逆に少し期間をあけたほうが腸にとってはよいのです。その間に、グルテンで傷んだ腸を回復させられるからです。

ですから、**一つの目安として、「パンを食べるなら、週に2回まで」と覚えてほしい**のです。

フワフワの白いパンより、フランスパンを選ぶ

一口に「パンは週に2回まで」と言っても、単純ではありません。

パン食を避ける最大の目的は、グルテンによる腸モレを防ぐ、または改善するためでした。そのため、グルテン含有量が少ないタイプのパンであれば、摂ってもそこまで支障はないということになります（もっとも、糖質の過剰摂取やカロリー過多による肥満、血糖値の急な上昇、栄養バランスの偏りといったことは心配する必要がありますが）。

具体的には、まず**グルテンフリーのパンであれば、腸モレについては心配する必要はない**と考えてよいでしょう。

とはいえ、日常、私たちの周辺でグルテンフリー商品がさほどありふれているわけではありません。外食時なども同様です。

そこで「やっぱりパンを食べたい」と思ったときの目安として、食パンのようなフ

ワフワで真っ白なパンではなく、フランスパンのように「固くて中身がスカスカしたようなパン」を選ぶとよいでしょう。

本来、パンは固いものですが、日本ではフワフワしたお菓子のようなパンが人気です。一般的なフランスパンは小麦粉のほか、塩と水、イースト菌のみを用いてつくられます。さらに、**フランスパンのような固いパンに用いられる小麦粉は、グルテンの含有量が少ない**のです。

対して日本ならではの食パンは、春小麦などグルテンが多めの小麦粉に塩や水、イースト菌だけでなく、マーガリン、ショートニングといった「トランス脂肪酸《しぼうさん》」入りの油や砂糖などが加えられていることが多いのです。

「トランス脂肪酸」という言葉は、お聞きになったことがある人も多いと思います。いろいろな病気の原因の一つにもなるといわれる物質で、アメリカでは2018年までに全廃することが決まっているほどです。トランス脂肪酸は腸内細菌にもダメージを与えます。

フランスパンのほうがグルテンが少ないというだけでなく、余計な添加物やトランス脂肪酸などが無いか少ない分、食パンよりはおすすめできるというわけです。

また、フランスパンや同様のバゲット類では、「全粒粉《ぜんりゅうふん》」や「ライ麦」、「胚芽入り」といったことを売りにしているパンも増えています。

このような完全に精白をしない小麦には、食物繊維が豊富に残っているので、こちらも悪くありません。


すでに述べたように、食物繊維は善玉菌のエサになります。そのため、多少のグルテンが入ってきても、**食物繊維で優位となった善玉菌が「短鎖脂肪酸」をつくることで、腸内の粘膜にバリアを張ってくれれば、腸モレ対策にもなる**というわけです。

近頃では、グルテンアレルギー対策などから米粉パンも増えてきました。これらも腸モレ対策にはよいでしょう。

米粉パンの中でも「玄米パン」は食物繊維が豊富なので、とくにおすすめできます。

ただし、米粉と小麦粉を混ぜている「米粉パン」もあるので、それには要注意です。

また、買う際はスーパーマーケットやコンビニなどよりも、専門のパン屋さんからがよいでしょう。
「国産小麦」を謳っていればなおよし。
そちらのほうが、グルテンも比較的少なく、添加物も少ない可能性が高いためです。

何がなんでもパンが悪いわけではない！

セルビア出身のノバク・ジョコビッチ選手と言えば、テニスファンでなくてもその名を知っているのではないでしょうか。グランドスラムと呼ばれる4大大会をすべて、都合12回も制覇したスター選手です。

ピザ屋を営む家庭に生まれた彼は、子どもの頃から小麦が大好き。しかし、あるときから心身の調子をくずし、テニスの成績にも陰りが見えはじめたということです。

そんな中、彼がグルテン過敏症であることが疑われました。

そこで、グルテンフリーの食事に変えたところ、身体も心もキレを取り戻し、今に至る偉業を成し遂げたというのです。その体験記は翻訳され、日本でも出版されました。

その後、スター選手のグルテンフリー効果にあやかってか、類似のテーマを扱った「嫌パン本」がいくつか出版されました。

私も一通り目を通しましたが、パン憎しのあまり、「すべてのパンとパン食＝悪」

という極めて単純な結論を提示している本が目立つのが残念に思っています。たとえば、全粒粉のパンもダメなようなことが書いてありますが、全粒粉は食物繊維が豊富ですからそんなに悪くありません。

また、「パンは一切ダメ！」となると、結局、実行できなかったり、途中で挫折してしまう人が多いのではないでしょうか？

それではせっかく健康になる知識を得たのに、もったいないと思います。

私の意見では、何もパンをすべて否定する必要はない。できる限り精白した小麦によるパンを避け、食物繊維が豊富で添加物の少ないパンを選べばよい。そのうえでなら、「週に2回程度はパンを口にしてもよい」のです。

パンは週2回くらいまでに控えて、食物繊維を摂る、添加物を控える、というような**腸によい生活習慣をすれば、腸の穴だってふさがる可能性があります。**

すると、中には見違えるように**身体のキレが戻り、頭がすっきりとする**人も多いはずです。

こうした方は、じつはグルテン過敏症で、気づいていなかっただけなのです。

次章では、パン（グルテン）によって引き起こされる身体と心の不調について、より詳しく見ていくこととします。

第2章

腸の不調は心身に大きな害をもたらす

腸モレが、身体と心を蝕んでいく

現代人、中でも子どもたちや若年層の免疫力が落ちていることを、前章で述べました。

その大きな原因の一つが小麦（中でも精白した小麦を主に用いたパン）であり、腸に微細な穴が開く「腸モレ」により、心身に悪影響を与えるのでした。

具体的にどういう食べ物を、どれほどの期間、食べ続ければ腸に穴が開くのかといった確たるデータはまだありません。

しかし、前章でも少し述べましたが、アレルギーとは、大ざっぱに言えば「タンパク質がそのまま腸から体内に入らないと起こり得ない」症状なのです。

つまり、**現代人の腸に穴が開いているからこそ、これほどアレルギーが増えている。**

そう考えなければつじつまが合わないのです。

腸モレにつながる要素

最大は

小麦（グルテン）の過剰摂取 ← パンや麺類などの食べすぎ

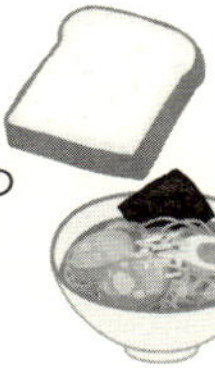

ケースによっては下記のような複合する原因が……!!

抗生物質の摂りすぎ ← クスリや肉の飼料など

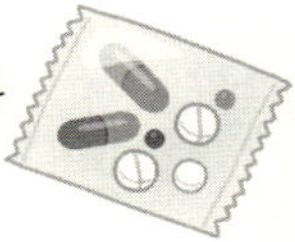

添加物の摂りすぎ ← 加工食品など

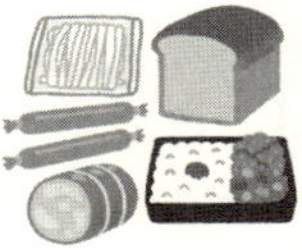

悪玉菌の増加 ← 肉の食べすぎ 食物繊維の不足 など

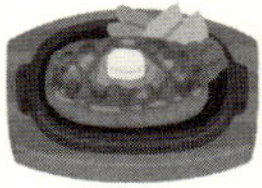

活性酸素の増加 ← ストレス、激しい運動、喫煙、紫外線など

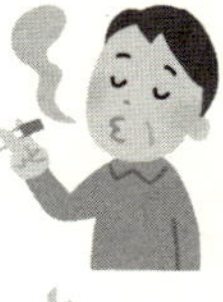

ストレスの増加 ← 競争社会、成果主義、ハラスメントなど

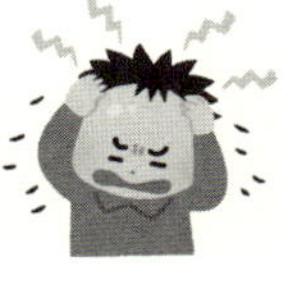

もちろん、腸モレのすべての原因を小麦にだけ帰するのは乱暴です。前ページの図にもまとめたような、外的、内的要因も無視できません。たとえば塾通いの小中学生が、過度のストレスを感じ、それで菓子パンを食べすぎ、つまり小麦の過剰摂取につながり腸モレに至るというケースです。同じ図にある「活性酸素《かっせいさんそ》」とは、増えすぎると、腸内細菌を痛めつけ、体内を酸化させ、正常な細胞を攻撃することで、がん化や老化の一因にもなるやっかいなものです。

加工食品の添加物も腸を傷めます。

添加物のない食肉なら安心、と思う人もいるかもしれませんが、そこにもウラがあります。アメリカなどでは、牛や鶏などが抗生物質を含んだエサを大量に投与され、育成期間を縮めた肉類が大量生産されているのです。小麦と同様、それらも日本に輸入されています。このようなものは、当然、腸内細菌を弱らせます。

こうした複合要因によって、相対的に現代人の免疫力は落ちていると考えるのが妥当ではないでしょうか。

あるいは、子ども時代に小麦の過剰摂取やストレス過多な生活などを続け、就職や結婚・出産を経るなどの生活の変化をきっかけに、グルテン過敏症を発症するケースも多いと考えられます。

大人になってから花粉症やアトピーを発症したという人は、そうした可能性があるのです。

試しに、「減小麦」（完全な「断小麦」ではなく）を意識してみるだけでも、心身がずいぶんと軽くラクになることも多いので、一度試してみてはいかがでしょう。

前にも触れましたが、2週間を目安に減らしてみて、身体の変化を確かめるのです。

■ノロはかつて、名無しのウイルスだった！

ところで、近年、食中毒などの一因としてノロウイルスの感染がよくニュースになります。とくに、子どもやお年寄りの間では重症化するケースも多いと注意喚起されれています。

30年、40年前には一部の専門家の間でしか語られることのなかったノロウイルスが、今や身近な存在になっています。

そうしたことから「新種のウイルスなのだろう」とか「最近、増えているのだろう」とお思いの人もいるかもしれませんが、**じつはノロウイルスは、昔から変わらず存在**しています。

戦後すぐなど、かつてノロウイルスは「さほど人に被害をおよぼさない、弱毒性のウイルス」と理解されてきました。そのため、「日本脳炎」や「水ぼうそう」などと異なり、あえて名前をつけて注意喚起するような存在ではなかったのです。いわば〝名無しのウイルス〟だったのです。

他にも、たとえば温泉や銭湯などにいるレジオネラ菌も同様で、かつては今ほど話題にはなりませんでした。現在は、レジオネラ菌によって、免疫力の弱くなったお年寄りなどが感染して死に至るようなケースが増えたため、消毒などがうるさく言われるようになったのです。

■腸モレによる免疫力の低下が重症化を招いている

食生活の変化、潔癖などが原因で、子どもや若年層だけでなく老若男女の免疫力が落ちています。

また、除菌のしすぎや抗菌グッズの氾濫《はんらん》により、ウイルスや菌がそれらに抵抗しようとして強くなってきている可能性もあります。

そのため、かつてはさほど怖いとは思われていなかったウイルスや菌の存在感が高まっているというわけです。

かつて食物繊維や発酵食品、漬物、雑穀や玄米を豊富に摂り、さほど小麦を食してこなかった日本人は、腸が健康でした。穴が開いている人はほとんどいなかったと考えられます。

それはつまり、多少のウイルスや菌が体内に入っても、免疫反応によってそれらをうまく攻撃してくれていたのです。

現代人がそうしたウイルスや菌で重症にまで至るのは、やはり腸に穴が開いている

と考えなければつじつまが合いません。

ノロウイルスもレジオネラ菌も、通常はまずは口から侵入します。それらが、腸に移動し、腸の穴から体内の血管に入り爆発的に増殖する。そして、最悪の場合、人を死に至らしめるのです。

生活習慣病やがんさえも、腸由来と考えられる

前章では、糖尿病患者の30パーセントから、血中に腸内細菌が確認されたという事実を記しました。

近年の研究では、糖尿病の患者さんの血管は弱い「炎症《えんしょう》」を起こしている、と考えられるようになりました。この炎症の元こそ、腸から血管中にもれ出した腸内細菌などの異物でしょう。

腸内細菌は腸内にいてこそすばらしい働きをします。

ですから、「本来、あるはずのない場所」に迷い込んだ腸内細菌に対して、白血球はこれをやっつけようとします。いわゆる免疫システムが作動するというわけです。その結果、アレルギー反応が出たり、血管内に炎症が起こるのです。

動脈硬化《こうか》についても同様のことが言えます。動脈硬化は今まではコレステロールや中性脂肪などが原因だとされていました。

腸モレによって血中に紛れ込んだ腸内細菌やその他の異物に対して、異物とみなした白血球がいわばバトルをしかけます。

その白血球の一種に「マクロファージ」というものがあります。そのバトルの際、マクロファージは、腸内細菌だけでなく血管壁にあるLDL《エルディーエル》コレステロール（悪玉コレステロール）まで食べてしまいます。

しかし、マクロファージは、コレステロールを消化する能力はありません。結果、腸内細菌やLDLコレステロールを食べつくした後に死に絶えて、その死体が血管壁にこびりついていき血管を狭め、血管壁を固い柔軟性のないものにしてしまいます。

動脈硬化はこのようにして起こるのです。

つまり、生活習慣病を引き起こす「炎症」、その大元には腸の穴からもれ出した腸内細菌が深く関係しているのです。身体が血管内の腸内細菌をやっつけようとしていると、炎症が続いてしまうからです。

炎症が引き起こす病気――その究極はがんです。

胃炎が悪化して発展する胃がん、肝炎が悪化することで起こる肝がん……すべてのがんがそうとはいえませんが、炎症から発展するがんは多いのです。

日本人の死因ワースト1であるがんを防ぐためにも、腸を良くしていただきたいと思います。

自閉症は脳の病気？　いえいえ、腸由来の病気かもしれません

身体に起こる病気だけではありません。自閉症《じへいしょう》などに代表される、いわゆる脳の病気についても、腸モレが関係していると推測されています。マウスを用いたアメリカの研究からは、その裏付けとも言えるようなデータも提供されています。

かつて私も、自閉症の子どものことを調べたことがあります。その過程で、いくつかのことに気づきました。

・パンの常食など小麦の過剰摂取が目立った
・袋入りの簡便なパン食などで、食品添加物の摂取が多かった
・（中耳炎発症などで）抗生物質の摂取が多かった

こうしたことに加えて、朝食抜きや食物繊維の不足といった事柄も散見しました。

これらのことから、腸モレにつながる食・生活習慣と自閉症は関係があるかもしれ

ないと感じたのです。

カリフォルニア工科大学のレポートでは、**「自閉症モデルマウス（コミュニケーション能力の低いマウス）」の腸を調べたところ、腸モレが確認できた**ことが述べられています。

その後、同様のマウスに整腸薬を投与して腸内環境を改善したところ、コミュニケーション能力も改善されたということも報告されています。

マウスと違って、生きた人間の腸を実際に切って確認することは、もちろんできません。

けれども、自閉症といった脳の病気、不調がある人の腸では、多かれ少なかれ腸モレが起こっている、と私は長年の研究や調査から確信しているのです。

自閉症の原因や治療はもちろん完全には解明されていませんが、腸内細菌を治療に役立てようとする研究が今後進むのではないでしょうか。

■ADHDやうつ、認知症さえ腸モレが原因？

さらに言えば、自閉症だけでなく多動性注意欠陥障害《たどうせいちゅういけっかんしょうがい》（ADHD《エーディーエイチディー》）やうつ病、統合失調症《とうごうしっちょうしょう》についても、自閉症と同様の原因で症状が起こっているという考え方も出てきました。

うつ病の人は脳内のセロトニンという物質が減少していますが、**腸内細菌はセロトニンの前駆体をつくって脳に送っています。**逆に腸内細菌がうまく働かなければ、セロトニンがよくつくれず、不安やイライラ、うつ病につながるのです。

腸からもれた腸内細菌などの異物は、血管内や臓器で炎症を起こすだけでなく、血管内をめぐって脳にまでつながっています。生きた腸内細菌に関しては、脳に達する直前にブロックする機能があるため直接脳に入ることはありませんが、グルテンは脳に入ってしまうと言います。

腸は心身すべてとつながっている

また、今後、日本で大問題になっていくことが予想される認知症《にんちしょう》も、腸モレが関係しているかもしれません。

腸モレがあると、免疫作用が過剰に働いてしまうことは述べました。この際に、活性酸素が大量に発生します。すると、活性酸素により脳細胞が萎縮します。

これが認知症につながるのでは、というわけです。

つまり、腸モレは身体にも心にも〝炎症〟を起こし、それが不調や病気の原因となると言えるのではないでしょうか。

一見すると心や脳の病と思われがちな症状についても、じつは腸モレが深く関係しているのです。

私の体験――薄毛も二度の糖尿病も、腸で克服

実際、国内外での研究や臨床例でも、心身の不調・病気に腸モレが関係していることを裏付けるデータや体験が多いと言えます。

そうした患者さんたちに、試しにパン食を絶つ、あるいは頻度を減らしたり、パンの種類を変えるといった助言をして実行してもらうことで、心身の状態が見違えるように改善した、という例は数多くあります。

かくいう私自身も、腸モレからくると思われる身体の不調や病気を克服したことがあります。

一つは薄毛からの脱却です。

信じがたいと思われるかもしれませんが、私は55歳のときに薄毛に悩まされるようになりました。頭皮マッサージ、育毛剤……など、さまざまなことを試しましたが、まったく改善しませんでした。

その後、**食生活と生活習慣を大幅に見直すことで薄毛を克服**（その際、129ペー

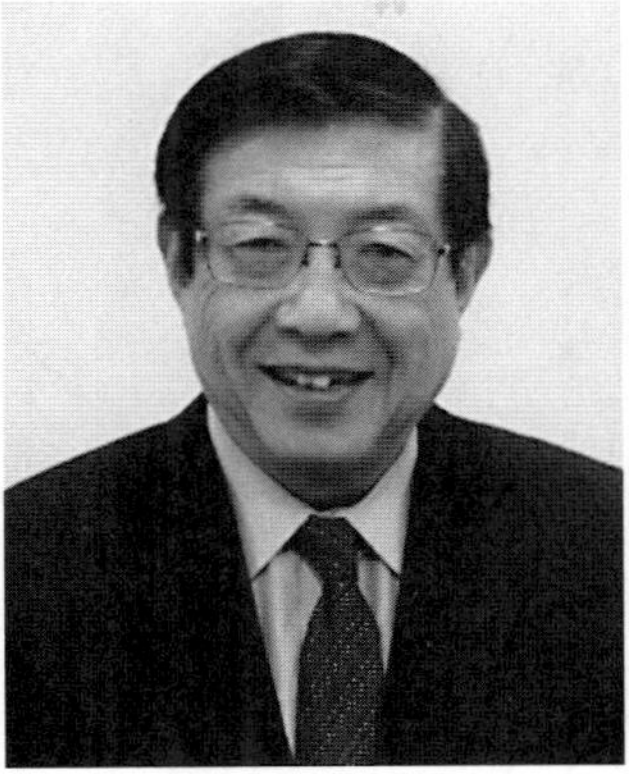

食生活を改善した現在
（撮影時76歳）

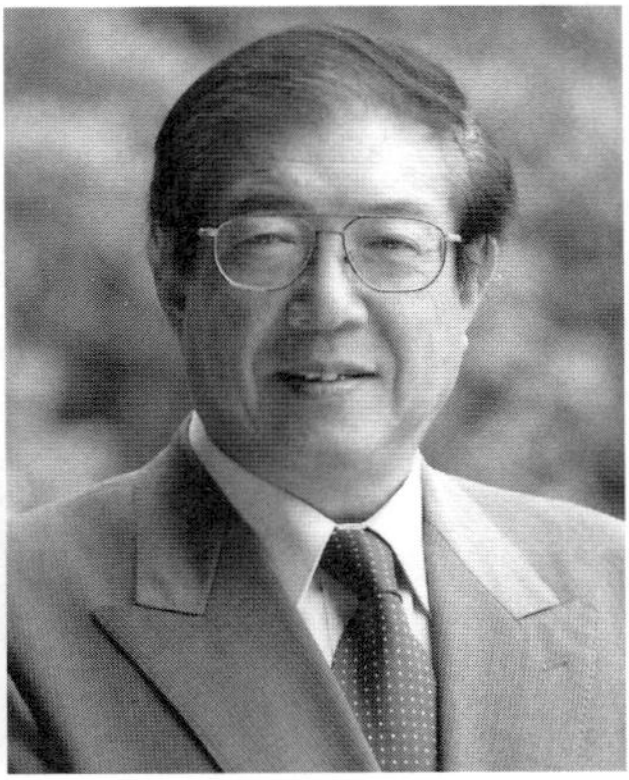

著者55歳の頃

ジで述べる、こだわりのシリカ入りウォーターも効きました）。78歳の今に至るまで、薄毛に悩まされることはありません。

また、私自身、恥ずかしながら、かつては暴飲暴食をしていた時期もあり、告白すると二度の糖尿病を患ったことがあります。

このときも、食生活と生活習慣を大幅に見直すことで腸内環境を良くして、糖尿病を克服しました。ついでに健康的に10キロもやせました。

食生活や生活習慣の改善法については次章以降で述べますが、簡単に言えば食物繊維や発酵食品を多く摂取し、運動を増やし、残業はやめて定時に帰るようにしたのです。

こうした工夫を続けることで、数週間から数カ月といったごく短い期間に、髪の毛も生えてきて、糖尿病も克服できたのです。

■腸モレは治る！　腸はよみがえる！

糖尿病（生活習慣由来の）も、ストレスなどからくる薄毛も、腸モレが多かれ少なかれ関係しています。

腸モレがあることで身体の各所で炎症が起こり、それらが慢性化して免疫も落ち、風邪を引きやすくなったり、疲労感や倦怠感がとれなかったり、ついには薄毛にまでつながってしまいます。

つまり、当時、私自身もおそらく腸モレを起こしていたということです。今思えば、なんとなく気持ちも常にモヤモヤとして落ち着きませんでした。

薄毛が治り、糖尿病を克服したということは、言い換えれば腸モレを克服したということです。

つまり、**食や生活習慣の乱れでいったん腸に穴が開いてしまっても、それはふさいで回復させることができる**のです。

具体的に、どの程度の期間で治るのかには個人差もあるでしょうし、正確には言えません。けれども、私の体験では生活を見直してから2カ月くらいで、なんとなく身体がラクになった感じがしました。

身体のすべてとつながる腸とその研究を、今こそ見直そう

医師になって以来、私は腸内細菌に興味を持って、さまざまなことを調査してきました。

世界中を巡り、細菌やそれを含むウンチを調べ続けてきたのです。若い頃にはインドネシアの孤島に住み着き、現地で働く日本人技術者たちと寝食をともにして研究を続けたこともあります。

その際には、現地で汚い川などに飛び込んで遊ぶ子どもたちの腸内環境も調べ、彼らにアレルギーなどが極めて少なく免疫力が高いことも確認しました。

そんなこんなで数十年を経て、ようやく**腸内細菌のバランスが、心身の健康に大きく関係していることが、国内外で知られるようになりはじめました。**

いや、まだ完全に認知されたのではなく、健康ブームなどとも相まって、腸内フローラなどに興味を持ちはじめた個人や専門家が増えつつあるという状況かもしれません。

私の眼からすればまだまだ腸内細菌の研究者は少ない。ありていに言えば、医師になって「ウンチの研究なんかをするのは嫌だ」という人が多いのです。けれども、腸内細菌の研究は人体にとって非常に大事なテーマです。今後は多くの研究者が育ってくれることを祈るばかりです。

■「ヤセ菌」を腸に移植するとやせる

ここにきて、明るい動きもあります。

その一つが**「便移植外来《べんいしょくがいらい》」の設置**です。現在のところ、慶應義塾《けいおうぎじゅく》大学と順天堂《じゅんてんどう》大学の附属病院などに便移植の専門外来が設置されています。

どういうものかと言うと、腸内フローラの改善のために、「健康な人の便（便に含まれる腸内細菌）」を、消化器疾患の病気や肥満の人の腸内に移植するのです。

具体的には、患者の家族などの便から抽出した腸内細菌を腸内に移植します。その菌が根付いて、およそ2週間で腸内フローラが改善されるというものです。

いわゆる病気だけでなく、「太りやすさ」も腸内細菌が関係していることがわかってきています。

ヒトが太りやすい腸内細菌と、太りにくい腸内細菌があり、同じカロリーのものを食べても、太りやすい腸内細菌を持っていると、肥満になりやすいのです。

肥満が大問題の米国では、便移植によって、いわば「デブ菌からヤセ菌」へと、腸内を変えてしまうことも実施され、ダイエット効果が確認されています。元は、２００６年にワシントン大学のゴードン教授などがマウスを用いて実験をはじめたのが最初とされる手法です。

食事や運動で改善ができればそれに越したことはないのかもしれませんが、強い意志とそれなりの時間が必要です。そのため、便移植外来が重宝されるのです。

また、１章で述べたようにヒトの腸内細菌の種類は、通常はほとんど1歳で、すべての腸内細菌は5歳くらいまでに決まってしまいますが、この**便移植を用いれば、腸内細菌の種類・構成を根本から変化させることもできる**というわけです。

こうした動きは、腸内細菌や腸内フローラに対して、専門家のみならず人々の興味が向いている証拠と言えるでしょう。

次ページに、腸モレを起こしているか否かの、簡易チェックテストを掲載しておきます。

決しておどすつもりはありませんが、一度、ご自身で確認されてはいかがでしょう。生活習慣病をすでに患っていたり、その予備軍であることを自覚したりしている人は、とくに念入りに確認してほしいと思います。

■「腸モレ」チェックテスト

下記に当てはまるものがあれば、チェックを入れてください。

□食物アレルギーがある。
　あるいは、子どもの頃、食物アレルギーがあった。

□お腹が弱く、よく下痢や腹痛を起こす。

□いつも何かしらの不調を抱えている。

□パン、パスタ、ピザ、ラーメンなどの
「小麦食品」が好きでよく食べる。

□普段、野菜や海藻、キノコをあまり食べていない。

□食事は手作りよりも、お店で買ったり、外食が多い。

□風邪や中耳炎などで、よく抗生物質を飲んでしまう。

□ハンドソープは殺菌作用のあるものを使っている。

□職場や人間関係などで、ストレスを感じがち。

□すぐにイライラしたり、落ち込んだりしてしまう。

※当てはまる項目が多いほど、腸モレしている可能性が高いです。
食生活の改善を急ぎましょう！

第3章

腸を喜ばせ若返る食生活とは?

40歳を過ぎたら、腸のためにも糖質制限

本章では、腸内フローラを改善する食生活の工夫について、まとめていくこととします。

まず、知ってほしいのが、人体を構成する細胞に備わっている2種類のエンジンについてです。

一つは**「解糖《かいとう》エンジン」**。

そしてもう一つが**「ミトコンドリアエンジン」**です。

「解糖エンジン」とは、若年から中年くらいにかけて活躍させたい、学業や仕事、出産・育児といった力仕事を十分にこなすための瞬発力型エンジンです。

このエンジンの燃料になるのは、文字どおり「糖質」です。米や小麦といった穀物にイモ類、果糖が含まれる果物……そうした糖質を燃焼させて、解糖エンジンは大きな馬力を生み出すというわけです。

一方、「ミトコンドリアエンジン」とは、50歳以降から活躍させたいエンジンで、腸をよく働かせたり、病気予防、長寿に役立つ持続力型エンジンと言えるでしょう。

このエンジンの特徴は酸素を利用して、肉や魚といった動物性タンパク質や脂肪を燃焼させて稼働力とすることです。

解糖エンジンが大馬力なのに対して、ミトコンドリアエンジンは省エネ型とも言えます。

■「ミトコンドリアエンジン」を使って元気で長生き

大ざっぱに言うと、弥生《やよい》時代以降の日本人は、穀類中心の食生活を送ってきました。

今のように流通網や冷蔵・冷凍設備も進んでいなかったので、穀類やイモ類から糖質を摂り、加えて大豆などからタンパク質を摂り、野菜などからビタミンを摂ったりしていました。魚や鶏肉、タマゴはいわば貴重品で、庶民の口にはあまり入らなかったことでしょう。

そうして人々は、若くして結婚・出産をし「人生50年」で亡くなっていったのです。

もちろん医学が今ほど進歩していなかったなどの要因も見逃せませんが、60歳、70歳は長寿の部類に入るといった時代が長く続いたのです。

こうしたことからもわかるように、人は穀類中心の食生活、つまり解糖エンジン優位の生活を続けていても、生き続けることはできます。

ところが、育児が終わり、新陳代謝も落ちてくる50歳以降になっても解糖エンジンをメインとしていると、エネルギーが過剰となり、がんや肥満などのさまざまな病気につながってしまうのです。

一方、「ミトコンドリア」とは、全身の細胞の中にあり、エネルギーを産生する働きを持つ小器官です。

腸は、人間の体内でもミトコンドリアを多く含む臓器です。

このミトコンドリアエンジンを優位にするということは、すなわち腸の働きをよくし、腸内フローラの改善と維持を意識し、元気で長生きするということにもつながります。

45歳や50歳を境に、ハイブリッド車のように勝手にエンジンが切り替わってくれればよいのですが、残念ながらそうはいきません。

人間の歴史は飢餓《きが》との闘いでしたから、人の脳はエネルギーになりやすい糖質をおいしく感じるようになっています。そのため糖質を食べたいという欲求が強いのです。

ですから、**遅くとも50歳を迎えるまでには、自らの意思でメインとするエンジンを「ミトコンドリアエンジン」に切り替えなければならないのです。**

そのために具体的には、まず「糖質制限」を意識することです。糖質をたくさん摂っていると解糖エンジンが使われてしまいます。

パンやご飯、麺類などを控える。その代わりに（不足するエネルギー分を）食物繊維や発酵食品、動物性タンパク質に切り替えていくのです。

理想としては、40歳をメドに少しずつ切り替えを進めていくことです。というのも、50歳を過ぎてからいきなり食生活を抜本的に変えようと思っても、それまでの習慣はカンタンには改められないからです。

たとえば、朝食に1膳食べていたご飯を半分にし、代わりに納豆と焼き魚を追加する、できればそのご飯も白米ではなく五穀米のような雑穀を混ぜたものに変える。

あるいは、昼食では主食抜きの日を設け、肉や野菜を多く摂る……。

こうした工夫や自分なりのルールづくりを、40歳から意識してほしいと思います。

食べる順にも注意。食前キャベツのススメ

自ら糖質制限を行う際、私が意識したことの一つが「GI値《ジーアイち》」です。GI（グリセミック・インデックス）値が高い食品は、食後すぐに血糖値を上昇させます。逆に、低い食品は、血糖値を急激には上昇させません。

そのため、先に低GI食品を食べるようにすることで、血糖値の上昇をいくらかでも抑えることができるのです。

また、一食全体で見た場合に、GI値が高い食品（食パンや白米など）を少なめにすることも考える必要があります。

血糖値の急な上昇は、よく知られているように糖尿病といった生活習慣病に直結します。

順序として低GI値の食品から食べるという習慣は、腸内フローラ改善だけでなく病気予防にも効果的というわけです。

私の場合、キャベツを有効活用しました。

酢漬けのキャベツなどを常備しておき、家ではまず酢キャベツを食べる。乗り物での移動で弁当などを食べる際は、キャベツなどの野菜をまず食べる（この場合、ご飯は食べないか、雑穀米が入ったものをチョイスします）。

腸内細菌の多くは、弱酸性の環境で活発になるため、酢は腸によいのです。また、酢と食物繊維を組み合わせると、腸にバリアをつくる「短鎖脂肪酸《たんさしぼうさん》」も増えやすくなります。

■食べ放題のキャベツで大病知らず！

私の事務所がある駅の近くに、行きつけの食堂があります。ご飯（白米か十六穀米の二種で小、中、大）、みそ汁（通常のものと具だくさんの豚汁など）の他、冷ややっこや焼き魚、納豆、酢の物、ホウレンソウといった野菜の和え物やお浸し、焼き肉といった一品料理を自分でチョイスしてお盆に載せ、最後にお勘定する、といったスタイルの店です。

主な食品のGI値

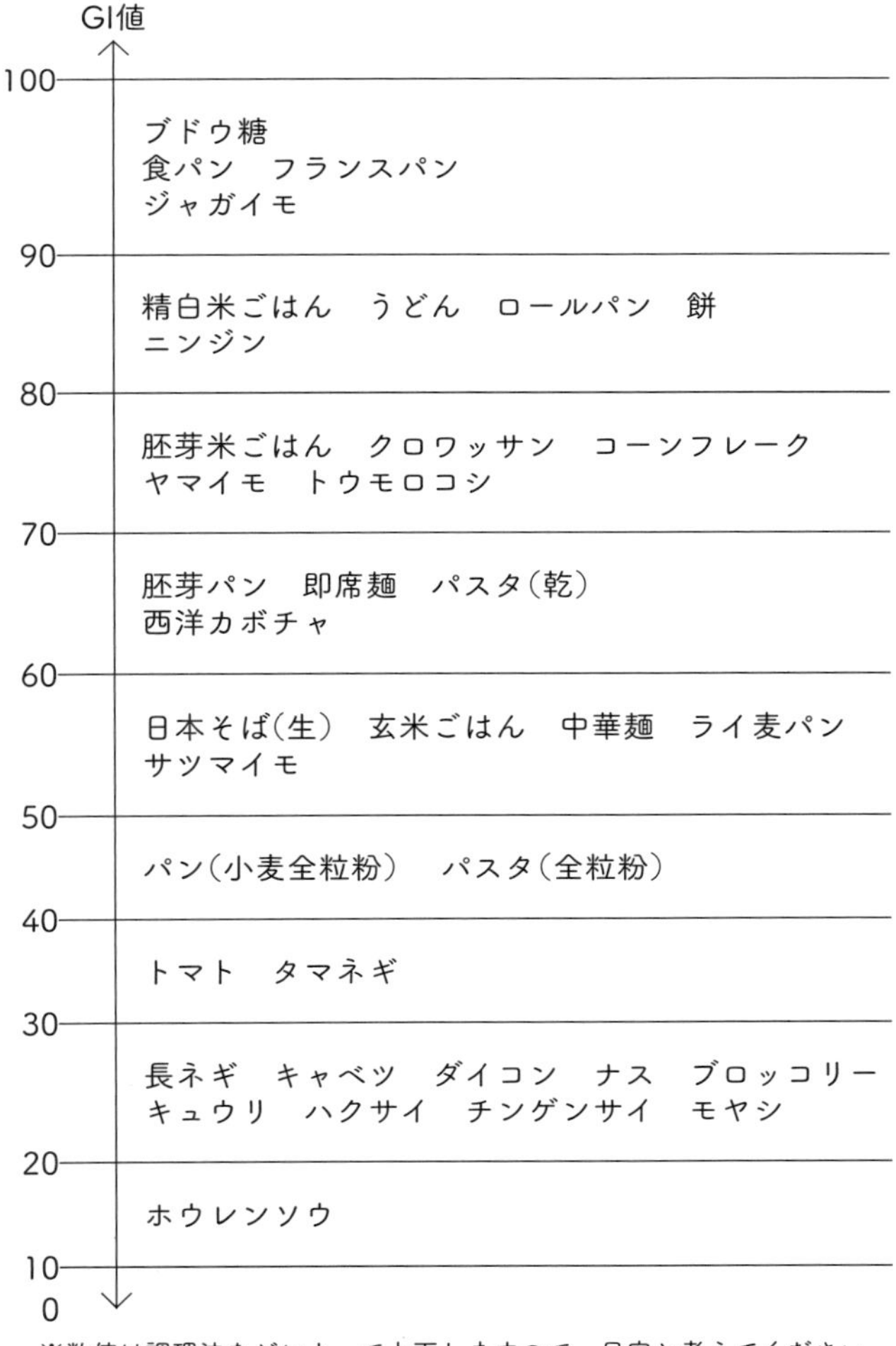

※数値は調理法などによって上下しますので、目安と考えてください。

ここは、腸内フローラ改善・維持にはもってこいの食堂です。長年、親しくさせてもらってメディアの撮影などでも使わせてもらっている関係で、私の希望もメニューに取り入れてもらったりしています。

その一つが、取り放題で50円の千切りキャベツです。お皿にどれだけ盛っても50円ですから、私もたっぷりと盛り付け、その半分を先に食べてから、他のお皿に箸を伸ばすという次第です。なお、この店ではご飯（米）は食べません。

前ページの表にもまとめたように、キャベツのGI値は26ほど。これは、パンやご飯に比べて半分~3分の1以下です。おまけに、たくさんのキャベツをしっかり嚙んで食べるので唾液も多く分泌され満腹中枢《まんぷくちゅうすう》が刺激されます。

キャベツは消化によいうえ、自然と食べすぎを防いでくれるという効果もあるのです。出張などが少なく事務所で仕事をすることが多い週なら、1週間に3、4回もこの食堂に通っています。

現在までこうした食事を続けて、おかげで大病知らずの身体を維持できています。

みなさんもこのような食事内容を参考になさってください。

善玉菌のエサ、それこそ食物繊維！

何度か述べてきたように、食物繊維は、腸内細菌の善玉菌のエサとなります。

この食物繊維は、「1日のどこかでたくさん食べればよいのかな？」と思われるかもしれませんが、**常によい腸内フローラを保つためには、毎食、つまり1日3回食物繊維は摂るべき**です。

食物繊維は5大栄養素に次ぐ第6の栄養素などと呼ばれることもありますが、分類上は「炭水化物《たんすいかぶつ》」の一種です。炭水化物とは、「糖質」と「食物繊維」のことを指します。

糖質制限については先述しましたが、糖質を避けるがために白米などはもちろんとして、イモ類、根菜類などもすべて排してしまうと、逆に食物繊維が不足することもあるので注意が必要です。

また、1章で述べたように、「精白した小麦を過度に使わないフランスパンや胚芽入りのパン、全粒粉のパンなら週に2回程度はよい」というのも同じ理由からです。穀物の胚芽や表面の部分（米で言う「糠《ぬか》」の部分）には、食物繊維が豊富に含まれています。

では、他に、どのような食品に食物繊維が多く含まれているのでしょう。

次ページの表も参考にしていただくとして、まずは大豆などの豆類、切干ダイコンやゴボウといった根菜類、ヒジキにワカメ、昆布などの海藻類、さらにはイモ類や玄米ご飯（パン）にも食物繊維が多く含まれています。

■食物繊維は「水溶性」が断然オススメ

食物繊維は水に溶ける「水溶性《すいようせい》」と、溶けない「不溶性《ふようせい》」の2種に大別されます。

水溶性の食物繊維は野菜や果物、海藻類に多いです。また、不溶性の食物繊維は穀類や豆類に多く含まれ、腸内の老廃物などを押し出して排便を促す作用をしてくれます。

主な食品の食物繊維含有量（g/可食部100gあたり）

	水溶性	不溶性	総量
米（うるち米）	微量	0.5	0.5
小麦粉（薄力粉）	1.2	1.3	2.5
ライ麦パン	2	3.6	5.6
フランスパン	1.2	1.5	2.7
そば（乾）	1.6	2.1	3.7
中華麺（乾）	1.6	1.3	2.9
うどん（乾）	0.6	1.8	2.4
ジャガイモ	0.6	0.7	1.3
ダイコン（根・皮つき）	0.5	0.9	1.4
西洋カボチャ	0.9	2.6	3.5
ニンジン（皮つき）	0.7	2.1	2.8
トマト	0.3	0.7	1
青ピーマン	0.6	1.7	2.3
キャベツ	0.4	1.4	1.8
ハクサイ	0.3	1	1.3
ホウレンソウ	0.7	2.1	2.8
キュウリ	0.2	0.9	1.1
干しシイタケ	3	38	41
シイタケ	0.4	3.8	4.2
ナメコ	1	2.3	3.3
バナナ	0.1	1	1.1
リンゴ（皮むき）	0.4	1	1.4
エンドウ豆（乾）	1.2	16.2	17.4
大豆（国産・乾）	1.5	16.4	17.9
挽き割り納豆	2	3.9	5.9
焼きのり	-	-	36
ワカメ（乾）	-	-	32.7
ポテトチップス	1.1	3.1	4.2
あんパン	0.7	2	2.7
クリームパン	0.6	0.6	1.2

※水溶性と不溶性の分別定量が困難な食品は総量のみ記載。
出典：『日本食品成分表2017　七訂　本表編』（医歯薬出版）

じつは**善玉菌は、不溶性よりも水溶性の食物繊維をエサとして好みます。**なるべく水溶性の食物繊維をたくさん摂ってください。

前ページの表では、食物繊維の総量では豆類やキノコ類が多いことがわかりますが、水溶性に限定するとそこまででもありません。

豆やキノコ類以外にも、葉物野菜や時には胚芽入りの穀物やイモも食べる、といった、バランスがよくおいしい食事を意識してみてはいかがでしょう。

日和見菌のエサになる発酵食品をたくさん摂る

善玉菌のエサとなるのが食物繊維（中でも水溶性）やオリゴ糖でしたが、日和見菌《ひよりみきん》のエサとなる食べ物が、「発酵食品」です。

大豆を納豆菌で発酵させた**納豆、みそ、ハクサイやスグキ菜を発酵させたキムチに漬物、カツオ節にヨーグルト**……こうした食品が日和見菌のエサとなるのです。

すでに述べたように、腸内フローラの黄金比率は「善３：日和見６：悪１」です。

このうち、善玉菌、悪玉菌のどちらにもつく日和見菌は、６の部分に当たります。

腸内細菌全体の６割も占める日和見菌にがんばってもらうには、それだけ発酵食品を摂らなければならないということです。

腸内で善玉菌を優位に保ちつつ、日和見菌が多い状態が健康的ということになります。

なお、納豆が身体によいのは確かですが、納豆菌が善玉菌というわけではありません。納豆菌自体は日和見菌なのです。

納豆やみそ汁、漬物、ヨーグルトなどは、短時間でも手軽に食べることができます。そのため、朝食に発酵食品をとくに多く摂るという人が多いのではないでしょうか。私自身もそのようにしています。

発酵食品を1日のどのタイミングで摂るのがよいか、という研究データはまだありませんが、1日のはじまりとも言える朝に摂るのがベターではないでしょうか。

たとえば、和食主体の朝食なら、雑穀米少々に納豆（カツオ節、ショウガ、ネギなど薬味もたっぷり）とみそ汁、漬物類など。みそ汁の具には、豆腐の他にダイコンやゴボウといった根菜類、葉物野菜など食物繊維も豊富にしたいところです。加えて、タマゴや焼き魚があれば、動物性タンパク質も補給できます。

あるいは、洋風の朝食ならシリアルや玄米パン少々（もしくは主食なしで代わりにバナナ1本など）に、野菜たっぷりのスープ、ヨーグルト。和風朝食と同様、動物性タンパク摂取のためにスクランブルエッグなどがあってもよいでしょう。

このように、手軽に食べることができる納豆やみそ、ヨーグルトを意識して朝食べることで、日和見菌に十分なエサを与えることができるのです。

■ヨーグルトや乳酸菌飲料の効果的な選び方

現在は、いろんなメーカーからたくさんのヨーグルトや乳酸菌飲料が発売されています。機能性を謳《うた》った製品もたくさんあります。

その中から何を選べばよいでしょうか？

じつは、その製品の菌が自分の腸内細菌と合っているかどうかが大切となります。

そのためには1週間その製品を試してみて、便の調子がよければ、自分の身体に合っているとわかります。

じつは、外から摂った生きた菌は、自分の腸内細菌と合わなければ、腸に定着することはありません。

ただし、**これらの菌の死骸は腸内細菌のよいエサとなります。**

ですから、「腸内に生きて届く菌」と謳った製品は、自分の腸内細菌に合わない可能性はありますが、そうでない製品であれば何を食べても害はありません。むしろ、腸内細菌のエサとなるのでよいのです。

ちなみに私は、さらなる効果を狙いたいので、「乳酸菌生成《にゅうさんきんせいせい》エキス」というものを毎日飲んでいます。

これは、生きた乳酸菌ではなく、乳酸菌の分泌物と菌体成分をエキス化したもので、自分の腸内細菌の育成をうながすので、どなたの腸にも合います。

ステーキも週2回は食べ、腸内フローラを守る

最後に、悪玉菌のエサとなる動物性タンパク質を摂ることも忘れてはなりません。悪玉菌も適切な数であれば必要であると述べました。

とくに、解糖エンジンからミトコンドリアエンジンへの切り替えを意識すべき年齢の人にとっては、しっかりと動物性タンパク質を摂ることが大切になってきます。

摂るタイミングですが、比較的時間に余裕のある夜でかまいません（時間が取れるなら昼食でもよいでしょう）。

私自身、週に2回以上は自宅でステーキをしっかりと食べるという生活を、もう何年も続けています。

動物性タンパクの肉や魚をきちんと摂るとなると、悪玉菌がどうしても増えてしまいます。

そこで一緒に、食物繊維や（できれば）発酵食品もきっちり摂ることを心がけてください。そうすることで、腸内が悪玉菌優位の状態になるのを防ぎます。

ステーキを食べるなら、付け合わせの野菜（クレソン、ニンジン、インゲン、ブロッコリーなど）を通常より多めに、スープやみそ汁といった汁物にもワカメや野菜、キノコなどを多めにし、十分な食物繊維が摂れるようにすべきです。

できれば、夕食には善玉菌、日和見菌、悪玉菌すべてのエサになる食材がバランスよく摂れるようにするのが理想と言えます。

野菜と同様に、カロリーが基本的にゼロで食物繊維やミネラルが豊富な海藻類、キノコ類を摂ることも意識すればなおベターです。

なお、**海藻をまともに消化できる腸内細菌構成を持つのは日本人くらいとも言われているので、食べないのはもったいない**です。

噛めば噛むほど活性酸素は減る

ところで、夕食でステーキなどを食べる際に、食材の組み合わせのほかにもう一つ注意してほしいことがあります。

それは、**よく噛んで食べる**ということです。

赤身の肉などをしっかり咀嚼《そしゃく》せずに流し込んでしまうのは、胃や腸にも負担が大きくなります。よく噛むことで、食物を砕き小さくする必要があります。

時間をかけてゆっくりと食べることは、血糖値の急な上昇も抑えられます。

じつは、「噛む」という行為には、それ以上に重要なことがあります。

それは、唾液《だえき》の効果です。唾液中にはアミラーゼやカタラーゼといった酵素《こうそ》が含まれています。そうした成分が、食品中に含まれる「活性酸素《かっせいさんそ》のもと」を打ち消してくれるのです。

活性酸素が体内で増えることとは、腸を痛めつけるだけでなく、がんや認知症といった病気に発展することもあって好ましくありません。

この活性酸素のもとは、食品中に含まれる食品添加物などにも入っています。ファストフードに代表されるパン類や肉類には、添加物が山のように入っているものがあります。個人差はあるでしょうが、私などはそうした食べ物を噛み続けていると気分が悪くなってしまいます。

言い換えれば、それだけ体内に活性酸素が発生しているということでもあります（いくらかの皮肉を込めて言えば、ファストフードのもっともおいしい食べ方は、ろくに噛まずに清涼飲料水と一緒に流し込むことです）。

仮に夕食の肉メニューや他の食材に若干の添加物が入っていたとしても、よく噛むことでアミラーゼやカタラーゼが、活性酸素の発生を抑えてくれるのです。

一度噛めば一度、二度噛めば二度……つまり、噛めば噛むほど活性酸素の発生が減るというわけです。

それだけ、噛むという行為は大事なものなのです。

私自身、普段の夕食は1時間以上かけ、何度も噛みながらゆったりと食べることを常にしています。

そうすることで、肉もおいしくいただけ、消化もよくされ、腸内フローラも善玉菌優位のよい状態に保てるのです。

余談ながら、ファストフードなど、食品添加物に〝汚染された〟食品をそもそも選ばないということもポイントです。

噛めば噛むほどまずく、気持ち悪くなる食品は極力避け、たとえば**スルメや昆布といった、「噛めば噛むほどうまくなる」食材を摂ることを心がけたいもの**です。

野菜は厚労省が言うより多く摂ろう！

現在、厚生労働省は成人が1日に摂る野菜の量を350グラムと推奨しています。野菜350グラムとはどのくらいでしょうか？　生野菜だったら「両手に一杯」と言われています。また、小鉢や小皿に入った野菜料理を「1日に計5皿食べる」というのも約350グラムとなる目安だそうです。

現実には、この350グラムにもおよんでいないという人も多いことでしょうが、私流に言えば、もっと多くてかまわない。いや、400や450、500グラムを目標にしたいほどです。

何度か述べてきたように、日本人の食物繊維摂取量は、ほぼ一貫して減少し続けています。それに比して便の量も減り、逆にアレルギー症状などは増加を続けているのです。

加えて、パン食に代表される小麦の過剰摂取などが原因となり腸モレも増え続けていると推測できます。

食物繊維は善玉菌のエサとなって腸内環境を整えてくれます。また腸の壁にバリアを張ってくれます。

つまり、**野菜や海藻、豆類といった食物繊維は多く摂りすぎたからと言って、決してマイナスには働かない**のです。

また、「豆類やイモ類を別にすれば、野菜や海藻に含まれるカロリーは低めです。「野菜を食べすぎて太る」という心配はまず不要のものです。

さらに、これも既述したように、腸内フローラの状態は半日や1日といった短い単位で善玉優位から悪玉優位へとカンタンに変化します。

そのため、それを防ぐよう、とくに悪玉菌のエサとなる肉や魚をたくさん摂るときほど、野菜も意識して多めに食べる必要があるのです。

また、摂取量の目安は決して350グラムではなく、〝青天井〟でかまわない。それくらいの気持ちでいるほうが食物繊維がしっかり摂れてよいでしょう。

お茶とコーヒーは、殺菌やリラックス効果で◎

ところで、食事には飲料がつきものです。

水とアルコール摂取の注意や選び方については後述しますが、ここでは食事とセットになる飲み物についてまとめておきます。

和風の食事には緑茶やブレンド茶、麦茶が、また洋風の食事にはコーヒーや紅茶が添えられることがあります。

健康をテーマにした書籍などの中には、お茶やコーヒーに含まれるカフェインの過剰摂取を戒めるために、あるいはカフェインの利尿効果を忌むために、「食事にはお茶やコーヒーをやめて、白湯《さゆ》を飲もう」といった主張をするものもあります。

私としては、もっと自然体でいいと思っています。そこまで神経質にならなくても、**おいしいものを適度に飲む分にはかまわないではないですか！**

そもそも、お茶を飲みすぎて脱水で倒れた、といった話も聞いたことがありません（ただし、アルコール飲料の飲みすぎは脱水の注意が必要です）。

さらに、お茶やコーヒー、紅茶などに含まれるカテキンやポリフェノールには、「殺菌作用」や「抗酸化作用《こうさんかさよう》」などがあり、体内の有毒な物質を取り除いてくれるという効果もあります。脱水の心配をするよりも、この作用を買って、お茶やコーヒーを自然に楽しめばよいと思います。

ただ、カフェインに弱い体質の方もいるので、飲みすぎはいけません。私の場合は**カフェインを含む飲料は、夕方以降には飲まないようにしています。**寝つきが悪くなりますから。

さらに、もしつけ加えるなら、〝もどき〟の商品への注意でしょうか。

コーヒー風飲料、○○ラテといった飲み物の中には、大量の白糖や好ましくない油脂類が大量に混ぜられたものもあります。

糖質や添加物の大量摂取にもつながりかねないので、そうした商品は避けるか、摂取量を減らす必要があるでしょう。

飲める人なら、ビールは1日2本までOK

夕食時には晩酌をしたいという人も多いのではないでしょうか。

私もその一人で、たまに350ミリリットルの缶ビールを1本、時には2本、楽しんでいます。ステーキなどを肴《さかな》に、もちろん副菜で食物繊維も充実させ、しっかりと噛みながら、1時間以上かけてゆっくりと楽しみます。

健康を意識するあまり、酒は絶ったほうがよいとか、飲むにしても1日1合までと謳う健康本も多いものですが、私は「飲める人なら2合まで」とすすめています。

飲める人というのは、2合程度のお酒を飲んでも顔が赤くならない人です。こういう方は、体質が酒に強くできています。

もし、ご自身がそれにあたるというのであれば、無理に断酒したり1合で我慢したりする必要はなく、2合を限度に飲めばよいのではないでしょうか。

ただし、**無茶な飲み方は避け、また週に1回もしくは2回の「休肝日」を設けることが大切**です。

こうしたルールを守っていれば、お酒にさほどの害はないと私は感じています。むしろ、好きなお酒を我慢することからくるストレスのほうが、心身や腸に悪い影響をおよぼしてしまうでしょう。

一方、お酒で顔が赤くなる人は、酒に弱い体質です。こういう方は酒で病気になるリスクが高いので、飲酒は控えめにしましょう。

■本物のビールを選びたい

2合のお酒の分量ですが、日本酒なら2合。ビールなら中瓶（もしくは500ミリのロング缶）換算で2本、ワインならハーフボトル1本弱程度、ウイスキーならシングルで2杯程度、焼酎なら水割りで2杯程度と思っておけばよいでしょう。

私の場合はビールや芋焼酎をよくたしなみますが、あまりカロリーや健康効果は意識せず、「好きな」お酒を2合までで召し上がるのがよいかと思います。

念のため言っておくと、焼酎やウイスキーのような蒸留酒はプリン体（痛風や尿路結石の原因の一つになるので、尿酸値が高い人は避けるのが無難）が少なく、カロリーも比較的低めです。逆に、日本酒やワインのような醸造酒はプリン体が多く、カロリーも高めです。ただし、赤ワインに含まれるポリフェノールには、活性酸素を抑える効果があります。

こちらも**気にしておきたいのは、添加物**です。

たとえば、近年流行りの「カロリーオフ、糖質ゼロ（オフ）、プリン体ゼロ」などを謳った商品の中には、カラメル色素や甘味料、糖類といった添加物が混ぜられていたりします。

またワインには酸化防止剤が含まれているものも多く、日本酒や焼酎でも（主に廉価なものに）添加物が多く含まれます。

お酒選びは好きなものを基本にしつつ、こうした添加物がなるべく少ないものをチョイスするとよいでしょう。

少し値は張るかもしれませんが、麦芽とホップを主に使ったビール、純米の日本酒、酸化防止剤無添加のワインといったものがおすすめです。

果物はほどほどにし、ナッツ類をつまむ

3時のおやつや晩酌のツマミ（夕食後に晩酌するようなケース）に何を食べればよいのだろうとお思いの方もいることでしょう。

まず**おすすめしたいのは、ナッツ・豆類**です。節分の豆まきに使うような煎《い》り大豆を小袋に分けてパックで売っている商品などがあります。あるいは、ピーナッツやクルミ、アーモンドを素で煎ったような商品もいいでしょう。

こうした大豆やナッツ類は食物繊維も多く、そのうえ良質のタンパク質や脂質を多く含みます。食べすぎるとカロリーが心配でもありますが、カロリーの割に糖質も少ないのです。

続いて、小魚などもよいでしょう。カルシウムやタンパク質が豊富で、固いからよく噛むことで活性酸素を抑えることができ、アゴも丈夫になるというものです。

たとえば小魚とナッツ類を混ぜて小袋に詰め分けたような商品もあり、これなら栄養バランスも絶妙です。

注意が必要なのが、果物です。

バナナのように、オリゴ糖や食物繊維を多く含む果物は値段も手頃でビタミンも補給でき、抗酸化力もあるのですが、一方で果糖を多く含みます。そのため、食べすぎると糖質過多になってしまいます。

とくにすでに糖尿病を発症している人、あるいは普段から血糖値が高めの人は果物の食べすぎには注意が必要です。

とはいえ、果物は日本人が昔から食べてきたものです。穀類などを常食にしたのは弥生時代以降などごく最近のことでしょうが、はるかに遠い昔から、私たちの先祖は肉や果物を狩ったりして食してきました。

いわばそうした食品を消化できる腸内細菌が、私たちにも多かれ少なかれ引き継がれているのです。

そう思えば、多すぎない範囲で果物もお好みで摂ればよいでしょう。

分量の目途ですが、バナナなら1日1本程度。柿やリンゴなら1個程度。この程度なら、食べすぎを心配する必要はありません。

水は人体をつくっている

飲み水についてもとても重要です。私は「水」についても研究しており、これだけでも1冊書けるほどですが、今回はその重要な部分だけお話ししましょう。

人は、1日におよそ2・5リットルの水分を必要とします。

そのうち、1日3回の食事で補給できる水分がざっと1リットル。食事中や食後に摂る水分（お茶やコーヒーなど）を500ミリリットルとすると、残る最低1リットルは、食事時間以外で補給する必要があります。

一つの目安として、**冬場なら最低1リットル、汗を多くかく夏場なら1・5リットルの水分を食事以外で補給する**必要がある、と覚えておいてください。

■朝と夜は軟水、昼は硬水を飲む

1日のタイムスケジュールで見てみましょう。

まず、起床時にはコップ1杯（150～200ミリリットル）程度の水を飲むことをおすすめします。

寝ている間に人は汗をかきます。また呼吸からも水分が出ていきます。そのため、朝は誰もが水分不足の状態になっているのです。

体内の水分が不足すると、血液が濃くドロドロになります。そのため、心筋梗塞《しんきんこうそく》や脳梗塞《のうこうそく》が起こるのも、朝方が多いわけです。

目覚めの1杯を飲むことで、この水分不足を補ってやることができます。

この目覚めの1杯には、自律神経《じりつしんけい》を覚醒させる力もあります。

人が寝ている間は、腸は副交感神経《ふくこうかんしんけい》で動いています。副交感神経とはリラックスしている状態などで働く神経です。

起床後はこの神経が副交感神経から交感神経に切り替わります。リラックスから適度な緊張へ、つまり1日の開始にあたって腸は戦闘モードに入るわけです。

その切り替えに、寝覚めの1杯が効くというわけです。

さらに言えば、切り替え効果を高めるために、少し冷たい水がおすすめです。冷蔵庫に入れた水でもよいし、常温よりは冷たい水を飲むことで切り替え効果が増します。

しかし、あまり冷たいと腸を冷やすので、要注意です。


水の種類としては、午前中と寝る前は飲みやすい軟水《なんすい》がおすすめです。なお、軟水とはカルシウムとマグネシウムの含有量が少ない水のことです。

次いで日中の食事時間以外では、硬度《こうど》の高い硬水《こうすい》を、思いついたときにチビリチビリと飲むのがよいでしょう。硬水を飲むことで、カルシウムやマグネシウム、ミネラル、カリウムといった成分を補給することができます。

たとえばカルシウムが体内に豊富な状態では、心臓病や心筋梗塞になりにくいことがわかっています。そのため戦闘モードにある日中は、そうしたカルシウムなどを含む硬水を飲むのがおすすめなのです。

硬水と言ってもいろんな商品がありますが、一つの目安としてカルシウムとマグネシウムが「2（カルシウム）：1（マグネシウム）」程度の比率で入っているものを選ぶとよいでしょう。

1日の水の摂り方例（夏期）

7:00 起床……軟水　150ml（少し冷たいもの）
朝食……ミネラルウォーター　300～350ml

（食後のお茶など　200ml）

12:00 昼食……ミネラルウォーター　300～350ml

（ノドが渇いたときに硬水　700ml～1L）

20:00 夕食……ミネラルウォーター　300～350ml

（食後のお茶など　200ml）

23:00 就寝……軟水　150ml（常温で）

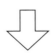

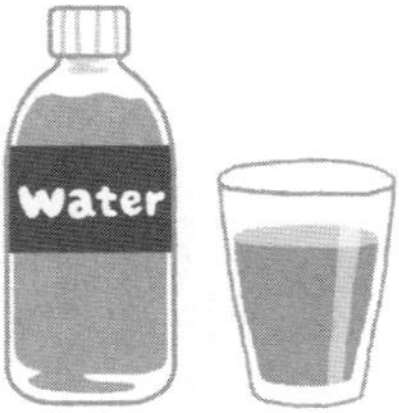

1日で2.5L程度

■シリカを摂ると、腸も肌も髪の毛もよくなる

ちなみに、私は「シリカ」が入っているミネラルウォーターを飲むようにしています。これはみなさんにもオススメです。

薄毛を回復したい方にも、美人になりたい方にも飲んでいただきたいです。

シリカ（ケイ素）はミネラルであり人体内にも含まれている成分ですが、このシリカには、活性酸素を抑える効果があります。中でも、シリカが含まれている石灰岩《せっかいがん》や磁鉄鉱《じてっこう》を長い年月かけて通ってきたような天然水には、含有量が高いとされます。

シリカは、なんと言っても腸内フローラを整えてくれます。また、皮膚や軟骨、骨、毛根などを丈夫にしてくれます。シリカが、ヒアルロン酸やコラーゲンと組織の中で結合することで、皮膚や骨が形成されていくのです。そのため、サプリメントや食品からいくらヒアルロン酸やコラーゲンを摂取しても、それだけでは皮膚や骨は丈夫にならないのです。

シリカは、アワやヒエ、玄米、ジャガイモなどにも含まれています。しかし、昨今

ではアワやヒエなどを口にする機会はずいぶんと減っています。

ですから、シリカの不足を補う意味でも「シリカ」入りの硬水を日中に飲むことが効果的なのです。


さて、夕食も終えて眠りにつくとき、今度は交感神経から副交感神経に切り替わる前に、目覚めの1杯と同様の理由から、お休み前の1杯を150～200ミリリットルほど飲む習慣をつけましょう。

水分が失われる就寝前に、幾らかでも補給をしておくことで、朝の水分不足を予防するというわけです。

お休み前の1杯は、戦闘モードからリラックスモードに入ることを助ける意味からも、飲みやすい軟水を常温で摂るのがおすすめです。

■水道水か？　ミネラルウォーターか？

食事中や食後に摂取する水はどのように考えるべきでしょうか。

水道水は、殺菌・漂白のための塩素を入れることが国から義務付けられています。この**残留塩素は、身体によくありません。腸内細菌を弱らせてしまいます。**昨今は、子どもの水泳教室選びにおいても「塩素不使用」が一つの判断基準になっているくらいです。

そのため、飲み水は、塩素がないミネラルウォーターにするとよいでしょう。あるいは、浄水器を用いることでも大いに効果が見込めます。

中には、煮物に使う水やお茶、コーヒーに用いる水もすべてミネラルウォーターという人もいるかもしれませんが、私はそこまで神経を使わなくてもよいのでは、と思います。というのは、沸騰させてしまえば、塩素は飛んでしまうからです。

ですので、**料理やお茶、コーヒーなどに使う水なら水道水でも十分**でしょう。

■トクホの水、お茶は効く？

ところで、飲料の中には「トクホ（特定保健用食品）」と謳っているものもあります。

トクホとは、有効性、安全性などの科学的根拠を示して、国の許可を受けた食品のことです。

水やお茶に限らず、缶コーヒーや清涼飲料水にもトクホのものがあります。次から次へとトクホの新商品が出るため、すべてがそうとは限りませんが、私が知る限りでは、多くは添加物をたくさん使用したものがほとんどです。「体脂肪を減らす（ことを助ける）」「脂肪や糖質の吸収を抑える」といった「特定の保健の目的」はたしかに満たしているのですが、そのためにいろんな添加物が入っているのです。

腸内フローラ改善、腸モレ予防ということを考えるのであれば、すでに述べてきたように腸内細菌を弱らせる添加物はできるだけ避けたいものです。

そのため、**トクホの飲食物だからよいという意識は持たず、本項で述べた基準で飲料を選んでいけばよい**でしょう。

よい油は、むしろ摂るべし

料理に直接かけたり食材を炒めたりするときに使う油についても、判断基準を示しておきましょう。

ダイエットしたい人は、油を極力避けようとするかもしれませんが、最近の研究により、油の常識は変わってきています。

油の中にもよい油（積極的に摂りたい油）と悪い油（できるだけ避けたい油）があるのです。

よい油はむしろ摂らなくてはいけません。

油の中でも必須脂肪酸は身体に必要不可欠ですし、細胞膜やホルモンの材料などになります。

60歳や70歳になったら、むしろ油はたくさん摂りたいものです。

まず積極的に摂りたいのは、**「オメガ3系」**に分類される必須脂肪酸《ひっすしぼうさん》です。具体的には亜麻仁油《あまにゆ》、えごま油、青背の魚などに含まれる油です。

これらオメガ3系の油は、体内で代謝される際にDHA（ドコサヘキサエン酸）やEPA（エイコサペンタエン酸）などになり、血中の中性脂肪を減少させます。脳が活性化されるほか、脳梗塞《のうこうそく》や認知症の予防にもよいと注目されている油です。腸の炎症も抑えて、腸の働きをよくするとも推測されます。

ただし、亜麻仁油、えごま油は加熱に弱いという特徴があります。そのため、食材にそのままかけて食べるようにしましょう。

私の場合、青魚の刺身や冷ややっこを食べるときは、醤油の代わりに亜麻仁油と塩を少しかけて食べます。

次いで、**「オメガ6系」**に分類される油があります。

代表的なものがゴマ油、大豆油、コーン油などです。いわゆるサラダ油は「オメガ6系」であることが多いようです。

これらは必須脂肪酸ではありますが、揚げ物などで摂りすぎている人が多いのが現状です。オメガ3とオメガ6の理想的な割合は、1対4などと言われていますが、現

油の種類

オメガ3系	亜麻仁油　えごま油 青魚の魚油など
オメガ6系	ゴマ油　大豆油　コーン油 サラダ油など
オメガ9系	オリーブオイル　コメ油 キャノーラ油など

オメガ6系はトランス脂肪酸を含んでいるものが多いので、摂りすぎに注意が必要。
どの油も摂るときは酸化していないものを選ぶこと。

代人は1対14などになっているそうです。そのため、オメガ6は「摂りすぎ注意」と覚えておいてください。

もう一つ**「オメガ9系」**という分類の油もありますが、体内でもつくれるので多く摂る必要はありません。

オリーブオイル、コメ油、キャノーラ油などが代表的なもので、これらは商品によって良し悪しがピンキリのため、「摂るならよいものを」と理解しておきたいものです。体内の活性酸素を防いだり、腸の蠕動《ぜんどう》運動をうながすなどのよい働きがあります。

■「悪い油」とはどんなもの？

悪い油とは、1章で述べた、①**トランス脂肪酸**、そして②**オメガ6**——オメガ6自体は悪くないのですが摂りすぎてしまうため——そして、③**酸化した油**です。

どのような油にせよ、油はフタを開けた瞬間から酸化がはじまります。

酸化した油を摂取していると、身体が酸化し、活性酸素や過酸化脂質《かさんかししつ》といった有害な物質が大量発生してしまいます。結果、腸内細菌も弱ります。また、身体の正常な細胞が攻撃され、がんなど病気の誘発の一因にもつながります。

そのため、開栓した油は2～3カ月で使い切り、長期間、保存しない（あるいは短期間で使い切れるコンパクトサイズのものを買う）工夫が必要です。

さらに油は、光に当たることでも酸化が進みます。そのため、できれば遮光瓶《しゃこうびん》に入っている油を選びましょう。

しかし、大手メーカーの油はペットボトルに入っていたりします。

こうした商品には化学溶剤などが添加されていて、脱酸、脱臭、脱色などを施すことで、光を当てても酸化しにくくなっています。「植物性油脂」「食用精製加工油脂」などと表記される油です。

研究者の中には、こうした悪い油が腸モレを促進するということを指摘している人もいます。

家庭によくあるもので言えば、遮光瓶に入っていない大容量のサラダ油などはとくに要注意です。

半年、場合によっては1年も前に開栓したものを使い続けていたりしていないでしょうか。

また、いわゆるサラダ油にはトランス脂肪酸が含まれていたり、オメガ6系の油がほとんどだったりするので、その点も注意が必要です。

腸を強くするクスリ、サプリ選びのポイントとは

最後に、口に入れるものとして腸関係のクスリについて述べておきます。

私自身、毎朝、朝食前に「ビオスリー」という整腸薬（処方箋薬）を飲んでいます。3種の腸内細菌（善玉菌）を含んだクスリで、飲むのは食後でもよいのでしょうが、食事前に腸内細菌を刺激したほうがより効果的と考え、食前に飲んでいます。

こうした整腸薬は、腸内の善玉菌を増やすことを助けてくれ、結果として腸内フローラの改善・維持に役立ちます。調子が悪いから飲むのではなく、毎日飲み続けても支障がなく、むしろ習慣として毎日飲みたいクスリと言えます。

ビオスリーには市販薬もあり、東亜新薬から「ビオスリーH」「ビオスリーH i 錠」として販売されています。

また、他社からも同様の市販薬が発売されています。ビオフェルミン製薬のビオフェルミン（「新ビオフェルミンS」など）、アサヒグループ食品の「エビオス錠」などが代表的なものです。

すでに述べたように、腸内細菌の種類は人によってさまざまです。そのため、たとえば同じ乳酸菌やビフィズス菌を摂っても、よく効く人とそうでない人がいます。しかし、自分の腸内細菌に合っていなくても、腸内細菌の死骸は、自分の腸内細菌のエサとなるので摂ってもよいのです。

ビオスリー、ビオフェルミン、エビオスなどをそれぞれ試してみて、自分の身体に合うものを選んでいけばよいと思います。

前述したヨーグルトなどと同様ですが、まず1週間試してみて、腸の調子がよければ自分の身体に合っているということになります。

■腸内フローラが乱れたときに飲むクスリ

次に、腹痛があったり食べすぎ・飲みすぎでもたれたりしたときに飲む胃腸薬があります。これらは、消化酵素《しょうかこうそ》や乳酸菌を含んでいるなど、中身はさまざまです。

消化酵素は、本来は体内でつくられるものです。そのため、消化酵素入りのクスリは胃腸不良で消化酵素が不足しているときに飲むものです。これを飲めば、腸内フローラ改善に役立ちます。

ただし、こうしたクスリは、あくまで体調不良のときに飲むクスリであって、普段から常用すべきものではありません。また、症状が強かったり、なかなか治らない場合は病院に行くべきです。

ちなみに、感染症や発熱で内科にかかり、抗生物質と一緒に整腸薬（乳酸菌入りのビオフェルミンなど）を処方された経験はないでしょうか。私はだいぶ前から整腸薬を併用するべきと主張していたのですが、最近になってようやく一般的になってきた処方の仕方です。

というのも、抗生物質は病原菌だけでなく、腸内細菌も殺してしまうからです。そのため、腸内フローラを整える意味で、整腸薬を一緒に処方すべきというわけです。

■うつ病にも整腸薬がよい

さらに、精神科でもうつ病の予防・治療のために整腸薬を処方する機会が増えつつあります。

先にも触れましたが、脳内にあるセロトニン（三大神経伝達物質《さんだいしんけいでんたつぶっしつ》の一つ）が減少すると、うつ病になると言われています。

じつはこの**セロトニンは、90パーセントが腸内にあり、脳にあるのはわずか2パーセント**です。セロトニンをつくっているのは腸と腸内細菌なのです。

精神科の医師の多くはそうしたことを知らず、**うつ病は脳の病気と思われていたのが、近年になって腸も関係している病気ということがわかってきた**のです。

実際、うつ病の患者さんの多くは偏食があったりして食物繊維が摂れず、腸内フローラがよろしくありません。そうした患者さんに、善玉菌を含んだ整腸薬を処方していくことで症状が改善に向かうことも多いのです。

おすすめメニュー①　朝食編　納豆、温野菜、豚汁……

ここからは、主に私が実践している食事について紹介していきます。

素材の分量などはアバウトですし、他の似た食材に代替することも可能かと思います。あくまで、一つの参考としてとらえてください。

まずは代表的な朝食です。

日和見菌のエサとなる発酵食品からは、納豆（1パック）。善玉菌のエサとなる食物繊維やオリゴ糖を補給するという意味からは、具沢山の豚汁。さらに野菜を温野菜（ブロッコリー、スナップエンドウ少々）などで追加します。

納豆には、発酵食品のカツオ節もプラスして、お好みでネギやオクラをトッピング。醤油やダシは少なめにして、洋カラシや唐辛子で味を調え減塩もついでに意識します。

豚汁には、豆腐に豚肉、サトイモ、ゴボウ、レンコン、ニンジン、ダイコン、それに刻んだネギやワカメなど、冷蔵庫にあるものからチョイスします。場合によっては、

おすすめメニュー① 朝食

- 納豆
- 豚汁
- 温野菜
- 青魚

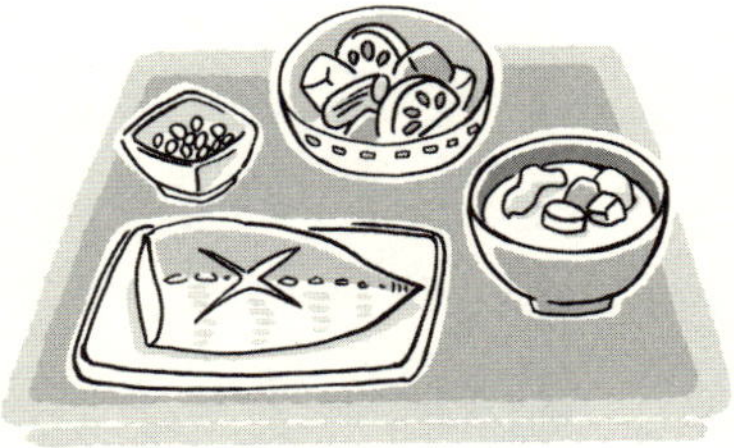

若い人なら上記のメニューに玄米や雑穀米を一膳プラスしてもよい。

根菜やイモ類は無添加の冷凍素材を用いてもよいでしょう。豚汁のミソも、日和見菌のエサになるわけです。

これに青魚をプラスして、悪玉菌のエサとなるタンパク質も補充。アジ一尾かイワシなら2尾程度が目安です。鮮魚でもよいし、時には干物を活用する手もあります。青魚からは良質の魚油《ぎょゆ》も摂取できます。

ミトコンドリアエンジンを意識して糖質摂取を控えている私は、主食はナシが基本。若い方なら、胚芽米や玄米、雑穀米を一膳召し上がって、その分、副菜をやや少なめにしてもよいのではないでしょうか。

おすすめメニュー②　昼食編　酢キャベツ、魚か肉、野菜の炊き合わせ……

昼食は100ページでも紹介した、職場近くの食堂での外食シーンをイメージしてみました。

取り放題の千切りキャベツを一皿に山盛り。これにお酢をかけて酢キャベツにして食べます。

食事の最初にこのキャベツを一定量食べるのがポイントで、その後、GI値の高い食べ物を摂っても、血糖値の上昇を多少抑える効果が期待できます。

メインには煮魚か焼き魚。ここでも魚のよい油を摂取できます。

そして朝食に食べたものとのバランスを考え、お好みでメニューを選びます。日によって鮭の焼き物、カレイの煮物、サバみそ煮などをチョイスすればよいでしょう。魚油にこだわらない場合は、焼肉や焼き鳥を選ぶこともできます。

これに、野菜の炊き合わせ（高野豆腐、シイタケ、ニンジンなど）を加え、さらにヒジキの煮物（大豆もたっぷり）かきんぴらゴボウをプラスすることもあります。

おすすめメニュー② 昼食

・酢キャベツ

・煮魚か焼き魚
　もしくは
焼き肉か焼き鳥

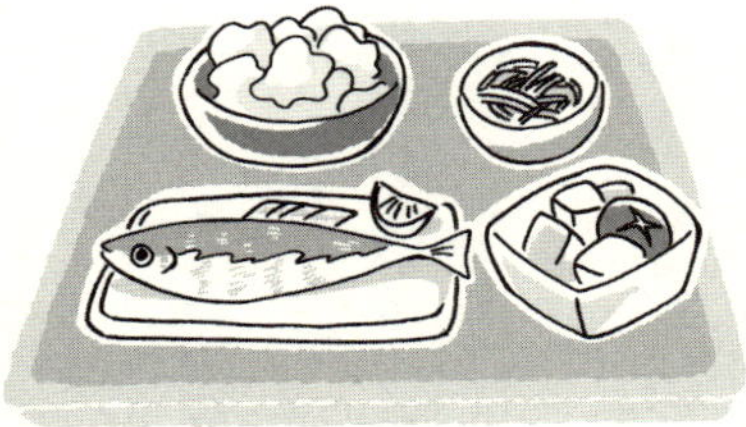

・野菜の炊き合わせ

・ヒジキ煮やきんぴらゴボウ

これらを45分くらいかけてゆっくり食べる。

また、納豆を昼にも食べることも多いです。

野菜や根菜も豊富なメニューを、できれば45分前後かけてよく噛みながら、じっくりと味わえば、午後からの仕事もはかどること請け合いです。

おすすめメニュー③　夕食編　赤身肉のステーキ、緑黄色野菜、みそ汁……

夕食は自宅にて、1時間強などまとまった時間が取れる日を前提に考えてみました。糖質オフを意識している私としては、先述のように週に2回以上のペースでステーキをしっかりと食べます。

赤身が多めのステーキ肉に、インゲン、ニンジン、モヤシ、ブロッコリーなどを添えて。

また野菜を一品プラスするために、たとえばジャコキャベツ炒めにカツオ節を振ったりしたメニューを加えます。

ビールは添加物のない本物を1本（麦焼酎の日もあります）。ステーキを焼いている間にナッツや小魚をつまみに、先に飲みはじめてもよいでしょう。

みそ汁は、海藻や豆腐たっぷりのものを食べたりします。

あるいは、多めにつくっておいた朝食の豚汁を温めなおしたり、（朝食時にワカメ

おすすめメニュー③　夕食

・赤身肉のステーキ
　緑黄色野菜添え

・豆腐やワカメのみそ汁

・ジャコキャベツ炒め

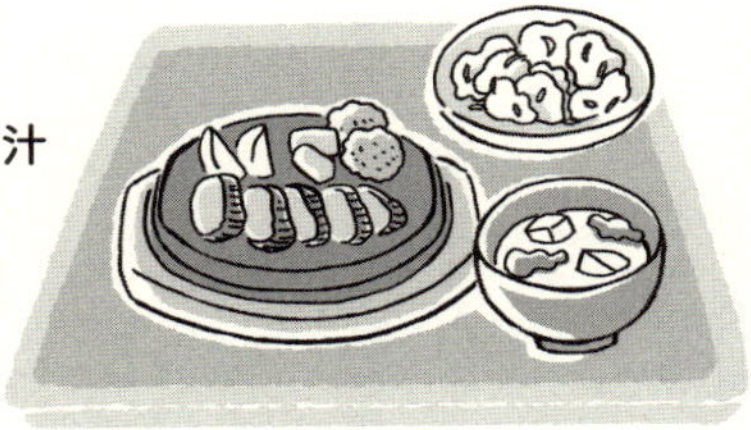

お酒を飲むなら本物のビールか麦焼酎を適量で。
これらを就寝2時間前には食べ終わるようにする。

無しなら）ワカメを加えて具を変えたりと、楽しみ方はさまざまです。

夕食後は、就寝までにできれば2時間、最低でも90分程度は空けて、胃の消化が半分くらいは終わってから就寝するのがベターです。

そのため、時間配分をよく考えることも大切です。

おすすめメニュー④　番外編（外食時）　野菜たっぷり定食か野菜多め弁当

ラストは番外編。仕事などで外出、移動があり、自宅やなじみの食堂で食事ができない場合です。

お店を使う場合、最近のお気に入りは「しゃぶ葉《よう》」などのしゃぶしゃぶの全国チェーン店です。いろんなメニューがありますが「お野菜食べ放題」コースなら、肉はお代わりできませんが、キノコや葉物など各種野菜が食べ放題のため、食物繊維が豊富に摂れます。

仕事関係の方から、昼食をご一緒したいがどのようなお店で、と聞かれているときは、あらかじめこうした店をお願いするようにしています。

ほかでは、定食の全国チェーン店「やよい軒」も昔からの気に入りです。焼き魚や煮魚定食を選ぶことが多く、ご飯には十六穀米もあり、まれに食べることもあります。他にも多品種少量ずつのおかずを集めた「彩定食」というメニューもありますし、豆腐や納豆をアラカルトで追加もできます。

その他、苦味成分が活性酸素を減らす効果もあると言われるゴーヤーが食べられる沖縄料理屋もよく選びます。海ブドウやアーサー（あおさ）、豚肉、豆腐などをバランスよく食べることができて、ご飯なしでもお腹が満たされます。

お店を自分で決めることができたり、一人できままに食べられるときは、以上のような「腸にやさしい」食事をしやすいです。

ただ、たとえば仕事関係の方に寿司をご馳走になることもあるのですが……まさかネタだけ食べてシャリはすべて残すということもできません。残したら先方に悪いし、お腹が空いてしまいます。そういうときは覚悟を決めて白米も食べ、寿司を楽しみます。その後の夕食や翌日の朝食でリカバリーを図ればよいのです。

移動時に新幹線の車中で弁当を食べざるを得ないこともあります。

そういう機会が多い人なら、あらかじめ腸にやさしい駅弁をいくつか知っておくとよいでしょう。季節や販売場所によってさまざまな駅弁があるので、いくつかお気に入りを決めておきます。

おすすめメニュー④　外食

・雑穀米、野菜、
肉や魚がちゃんと
入った弁当

・コンビニのサラダ

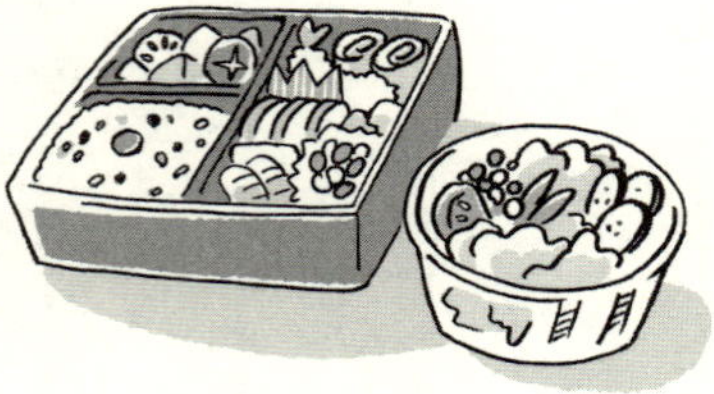

店で食べる場合は野菜が多く食べられる店や、
煮魚・焼き魚定食などがあるお店を選ぶ。

選択ポイントは、野菜が多め、肉魚類もしっかり、ご飯が少な目で雑穀米といった点です。

さらに、私の場合はコンビニで野菜サラダを買い、弁当に一品プラスします。

コンビニのサラダは、あまりビタミン、ミネラルが入っていないと指摘されることもありますが、食物繊維が入っているのは確実です。

そして、まず野菜サラダを食べてから弁当に移り、ご飯は雑穀米であれば少し食べて、白米であれば全部残します。

こうした対策の積み重ねで良好な腸内フローラを維持するのです。

第4章

ちょっとした生活習慣で腸と心身を守る！

決まった時間に起きて自律神経を整える

最終章では、腸と心身の健康を守る生活習慣や暮らしの知恵についてまとめていこうと思います。

私自身、自らの健康などを省みて、2010年の8月から糖質制限の食事をはじめました。そして、2012年からは、起床時間や帰宅時間、就寝時間をしっかりと決めて守る規則正しい生活を実践しています。

規則正しい生活を送ることで、自律神経が整いやすく、腸もきちんと働くようになります。

糖質制限を行ってから、1カ月で3キロペース、ものの3カ月で体重が健康的に10キロ減りました。その後、約7年間、リバウンドはなく体重は安定しています。

ちなみに糖質制限をはじめてからこの間、1日の総カロリー量は減ることなく変わってもいません。糖質の摂取を控えた分、食物繊維や発酵食品、肉・魚を摂る量を増やしているので、カロリー量は減らないのです。それどころか、適量ですがビールや焼酎も飲み続けています。

当初、体重が10キロ減ったのは食事の効果でしょうが、その後、体重やよい体調をキープできているのは規則正しい生活習慣のおかげだと感じています。

ですので、私の生活習慣を参考にしていただければと思います。


現在、私は朝の5時45分に起きます。目覚めの軟水を1杯飲んだ後には、すぐにリビングのカーテンを開けて日光を浴びます。そして、着替えやひげ剃り、整髪などの身支度にかかります。

そうこうしているうちに6時25分になります。テレビをつけて、毎日やっているNHK・Eテレの「テレビ体操（みんなの体操）」を観ながら、10分間、リビングで自分でも行います。ラジオ体操の第一や第二、オリジナル体操が日替わりで行われ、筋力維持や柔軟性維持に役立っています。何より、食事前の軽い運動で朝食がおいしくいただけます。

その後、ゆっくり30分近くかけて朝食を楽しみます。代表的なメニューとしては野菜サラダに肉か魚、みそ汁といったものです。

食後には、だいたいコーヒーを1杯。ナッツ類をつまみながら（ナッツ類に含まれる）良質の油とコーヒーポリフェノールも摂取するというわけです。

食べ終わったらトイレで排便。規則正しい生活を続けていると、自然のリズムに任せていても、排便の時間や質が一定になってくるものです。

そして7時40分くらいには家を出て、東京都内の事務所に向かいます。午前や午後に講演があるようなときでも、できる限り事務所には朝着くようにして、それを仕事のリズムにしています。

8時半前には事務所に着きますが、事務員は後から来るため、私がカーテンを開けて空調のスイッチを入れたりお湯をわかしてお茶を淹《い》れたりしています。

■仕事は午後5時までと決めてしまう

事務所で調べ物や資料の整理を行ったり、時には講演に赴いたり、あるいは事務所の近くにある私も長年関わってきた会社（専門医の派遣やメンタルカウンセリング、電話による健康相談などを行う会社）に出向いたり……。そうこうしているうちに午後の遅めの時間になります。

時にはメディアから、18時から取材に応じてほしい、といったリクエストが舞い込むこともありますが、原則として私は受けません。なぜなら、**17時以降は基本的に仕事をしない**、と決めているからです。

これも生活のリズムをくずさないためです。夕方は交感神経から副交感神経に切り替わるタイミングですので、これ以降に仕事をしてしまうと交感神経が興奮してしまい、うまくいきません。

「ちょっと用事があって」

などと、やんわり断っているうちに、医療関係者はもちろん、メディアなどの人も「彼は夕方以降、働かない人だ」と認識してくれたようです。

そして遅くとも17時には事務所を出て退社。18時過ぎにはたいてい帰宅しています。着替えたり、郵便物の確認などをしながら、19時からは夕食。おおむね1時間以上をかけてお酒やステーキなどを楽しむことは先にも述べました。

食べ終わって8時半くらいにはリビングで休憩。NHKのニュースや歌番組が好きなので、それらを観てくつろぎます。食べてすぐ動き回るのは腸にもよくありませんし、この間はのんびりと、いわばリラックスタイムです。

そして（テレビの視聴状況で若干前後しますが）21時頃からはお風呂で身体を温め、40分ほどであがります。後はくつろぎながら、22時半頃にはお休み前の軟水を飲んでから就寝。


最初は〝つまらない〟とも感じたこうした生活ですが、5年間も続けていると、とてもラクで気持ちがよいと感じますし、たまに羽目を外すと体調が悪くなります。

規則正しいライフサイクルをしている限りは、朝も目覚ましナシで5時45分には自然に目が覚めるようになるのです。

著者のタイムテーブル

5:45 起床……冷ための軟水を1杯飲んで朝日を浴びる

6:25 ラジオ体操

6:40 朝食……30分くらいかけてゆっくり食べる

7:40 出勤

8:00

仕事……17時以降は基本的に仕事をしない

17:00

18:00 帰宅

19:00 夕食……1時間くらいかけてゆっくり食べる

20:30 休憩……リビングでゆったりくつろぐ

21:30 風呂

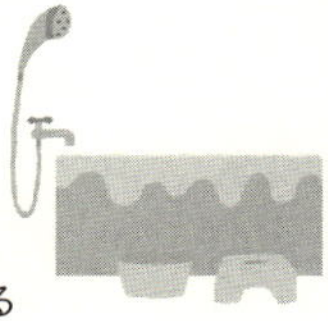

22:30 就寝……常温の軟水を1杯飲んで寝る

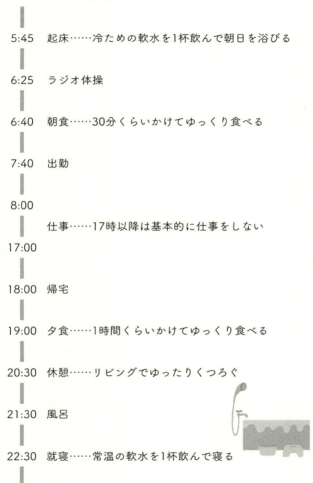

■自分なりの生活リズムのつくり方

とはいえ、私の場合、自由業といった性質もあり、自分で仕事などの時間配分・定時を決めやすい面はあります。

たとえば会社勤めの方は、繁忙期などもあることでしょうし、会社の都合に合わせなくてはいけないこともあるかと思います。あるいは、主婦の方でもご主人が現役の勤め人という場合は、夕食時間や就寝時間が安定しにくいかもしれません。

そうした場合は、可能な範囲で自分なりのペース配分や生活サイクルをつくっていってはいかがでしょう。

朝、同僚よりも早く出社してやる気を見せる代わり、残業はできるだけ少なくする。あるいは、平日はそうしたことが無理なら、土日だけは起床時間から就寝時間までのサイクルを決めて実践することもできるでしょう。

そうした意識と行動があれば、リタイア後のライフサイクル確立もしやすくなるというものです。

お日様を浴び、できれば1日1万歩

起床後にすぐカーテンを開けるのは、何よりも朝に日光を浴びることが目的です。冬場以外は窓も開け放ち、明るい光とさわやかな風を部屋に呼び入れます。

日光を浴びる効果、理由は三つあります。

一つは**メラトニンの分泌量調整**です。メラトニンは睡眠を誘導するホルモンです。強い光を見て感じることで抑制され、それが夜になって暗くなると、分泌量が増加して深い睡眠に導いてくれる。つまり、その日の夜からぐっすりと眠るためには、日中に日光を浴びておく必要があるのです。

次に、**ビタミンDを生成**するためです。ビタミンDは食物からも摂取できますが、半分程度は太陽光により、皮膚で生成されているのです。このビタミンDが不足すると風邪やインフルエンザなどにかかりやすくなったり、骨や歯がもろくなることがわかっています。

最後の理由は、**体内時計の調整**のためです。1日は24時間ですが、じつは人の体内時計は24時間11分で動いています。地球の動きと人の1日の動きの間に微妙なズレがあるのです。

しかし、朝にお日様を浴びることで、この11分のズレを体内で補正していると言われています。

以上のような理由から、最低でも1日に15分程度は日光を浴びる必要があります。

もちろん、浴びすぎはよくありません。美容等で日焼けが気になるなら、日傘や帽子を活用してもよいですし、適度に日光に当たればよいのです。

■ウォーキングで腸内フローラが活性化する

後述するような激しい運動（高齢になってからのフルマラソンなど）はむしろマイナスですが、適度な負荷のかかる運動はプラスになります。**運動することで、腸内フローラが活性化する**ことがわかってきています。

「運動は苦手」という方でも行いやすいのが、ウォーキングです。適度に日光を浴びるという目的も兼ねて、「歩くこと」を意識して増やすことを考えてみましょう。

出社時や帰宅時に1駅手前から歩く。クルマや自転車での買い物を徒歩に変える。夏や冬なら、好きな音楽やテレビの体操番組に合わせるなどして、室内で十数分、足踏み運動を行う。さまざまな工夫で、歩く距離・歩数を増やせます。


人は何もしなければ、年齢とともに筋肉量は落ちていきます。

しかし、歩くことでふくらはぎや太もも（人の筋肉がもっとも多い場所）、おしりや腹背の筋肉が鍛えられ、基礎代謝《きそたいしゃ》を維持したり改善できます。基礎代謝とは、人が動かなくても消費するエネルギー量のことで、これは筋肉の総量によって上下します。

筋力が維持できれば、食べたものをしっかり消費する身体となり、同じものを食べていても太りにくくなります。また、**筋肉は身体をほどよく温めるので、腸も冷えにくくなります。**


できれば、1日1万歩ウォーキングするのが理想です。とはいえ、1万を目標と考えていると、ついつい5000や7000で終わる日も多くなりがちです。私の場合は、「1日1万5000歩」を目標にしています。そのために歩数を測れる歩数計を活用しており、事務所を出た後、「今日は歩数が少なかったな」と思えば、4駅離れた駅まで歩いたりしています。

あるいは、帰宅後に時間があれば、往復30分くらいを歩いて、近くに住む姉を訪ねることもあります。姉はよく顔を出してくれた、と喜んでくれますが、じつは私の健康のためでもあるのです。

よく歩けば筋力を維持、強化でき、太りにくくなるだけでなく、生活リズムにも張りが出て、食欲が湧き、よく眠れるようにもなります。そうした積み重ねが、腸内フローラをどんどんよくします。

自宅でなんとなくバラエティー番組を観ながら菓子パンやスナック菓子をほおばる。もし、そうした時間があるなら、テレビを消して30分、外歩きに行きましょう。グルテンや過剰な糖質を摂る時間も減らすことができて一石二鳥です。

適度な筋トレをストレスなく行う方法

筋肉維持に満足せず、今より筋力を増やす、あるいは歩きではあまり刺激できない筋肉も鍛えることも意識してみましょう。

私の場合、5年前からはじめた規則正しい生活の中に、「週一のジム通い」を取り入れてきました。

具体的には、土日の休みを利用して自宅のある東京西部の私鉄沿線から新宿まで出て、駅近くのスポーツクラブを利用しています。

まず取り掛かるのがエアロバイクで、30分間、ペダルを踏み続けます。その後、休憩を挟みながら各種の筋トレマシンを1時間ほど。いろんな器具を気分で用いますが、腹背筋や上腕などの筋肉を鍛えることで、下半身だけでなく全体の筋肉をバランスよく刺激することができます。

その後、着替えてプールへ。25メートルプールを2往復した後に少し休み、もう一度2往復しています。1往復で50メートルなので、4往復で計200メートル泳いでいる計算です（かつては6往復していましたが、さすがにアラウンドエイティになりましたので今はセーブしています）。

5年間、ほぼ休みなく、週に一度はこうしたスポーツクラブでの運動を続けてきました。当初は、義務感で行っていましたが、生活習慣としてサイクルの中に確立されてくるに従い、運動すると気分がスッキリし、逆に「運動しなければ気持ちが悪い」くらいになってきたのです。

みなさんも、スポーツクラブに通うかどうかは別にして、1日のライフサイクルの中で、意識して負荷をかけるポイントをつくってみてはいかがでしょう。

たとえば、上り下りは平坦な道を歩くよりも、筋肉に負荷がかかります。

ですから、駅まで歩く途中は横断歩道ではなく必ず陸橋を上り下りする。会社の最寄り駅では、エレベータやエスカレータは用いずに、常に階段を上下する。

些細《ささい》なことのようでも、週に5回、くり返すことで適度な筋トレになるはずです。

ハードなトレーニングはおすすめしない

近年では、地方自治体や企業が旗振り役になり、ウォーキングなどを提唱しています。

中には、歩いた距離に応じてポイントを付与し、健康器具や飲食物に交換できるといった試みをはじめているところもあります。

たとえば工場で働く社員が、昼休みに東西南北の門をそれぞれ通過して歩き、各門でスタンプを押すといったスタンプラリーをやっていたりします。

こうしたゲーム性や競争心をくすぐる手法を取り入れるのも、運動や筋トレを楽しめて長く続けられる秘訣でしょう。

逆に、**「〇カ月で〇キロやせる」といったハードさを売りにするトレーニングジムなどはあまりおすすめできません。**

何事も急はよくないものですし、食事をいきなり減らしすぎたりすることで腸内バランスがくずれることもあります。

糖質を減らすのは結構ですが、その分、食物繊維や発酵食品、タンパク質を多く摂らなければいけません。

平日でも休日でも構わないので、無理のない範囲で、何か筋肉を意識して刺激するポイントや時間をぜひつくってみてください。

60歳を過ぎたらフルマラソンはやめよう

運動法や健康法を紹介するテレビ番組や雑誌・書籍が増えてこの方、皇居ランナーに象徴されるジョガーや市民ランナーが増えています。東京マラソンなどは、抽選に当たることが至難とも言われて久しくなっています。

総論としては、こうした傾向はとても喜ばしいことだと感じます。単に平均寿命を延ばすだけでなく、健康上の問題がなく日常生活を送れる期間「健康寿命」を延ばすことが個々人にとっても行政にとっても、大きなテーマのはずだからです。

注意が必要なのが、「いきすぎ」です。

適度な運動や筋トレはよいのですが、中年以降、とくに**60歳を過ぎてからの激しい運動は控える**のがセオリーです。

というのも、フルマラソンやトライアスロンといった激しい運動を行うことで、否応なしに活性酸素が体内で増えすぎてしまうからです。

活性酸素を抑える酵素を人は本来持っています。10代、20代といった若いうちは、その酵素がとくに多く、活性酸素の過剰発生を抑え込んでくれます。ところが加齢とともに酵素は減少し、活性酸素が過剰になりやすくなってくるのです。

中には、還暦を過ぎても100キロのウルトラマラソンに挑んでいらっしゃる猛者《もさ》もいますが……何かのはずみに、健康を害する方向に向かわないか、医師の目からは危険にも見えてしまいます。

60歳以上の方は、そこまで激しい運動をしなくてもかまいません。すでに述べた「1日1万歩」や適度な筋トレ（休日にまとめてでも、平日に少しずつでも可）をしていれば、十分です。

「過ぎたるはおよばざるが如し」なのです。

ストレスも、腸の大敵

グルテンを大量に含んだパンや小麦食品といった〝よくない食べ物〟に食品添加物、さらには運動不足や逆に激しい運動のやりすぎ、あるいは一定しない乱れた生活習慣……これら腸や心身の敵はあまたあります。

ここまであまり述べてきませんでしたが、じつは**精神的ストレスも腸の大敵**です。

ストレスが強すぎると、腸内細菌も減ってしまいます。

わかりやすい現象は、ストレスによる便秘や下痢です。ストレスを感じることが続くと、腸の調子はハッキリと悪くなります。

ストレスと「腸モレ」の明確な因果関係を示すデータはありませんが、少なくともストレスが増加することでホルモンバランスが崩れ、睡眠などに悪影響が出ることが知られています。

あるいは、うつや引きこもりの症状が出て、結果として運動不足や偏食に行き着くこともあります。

食事や歩数計の数字と違って、ストレスは目に見えにくいものでもあります。

現代社会を生きる私たちとしては、このストレスを日々の生活からできるだけ遠ざけることが大切になってきます。

ストレス予防① 「好きなこと」をしよう

ストレス予防の一番のポイントは、ズバリ「好きなことをする」です。

私の場合は、好きな研究にいそしめる人生となっています。

また、自他ともに「5時に帰る男」と認める私は、プライベートでも好きなことに時間を割いています。テレビで歌番組を観たり温泉や大浴場の湯船にゆっくりと浸かったりするのが大好きですし、おいしい食事を時間をかけて食べるのも楽しみの一つです。

ゴルフやテニスといったスポーツ、将棋や囲碁、生け花や写生、寺社巡りや海外旅行……何でもよいので一人ひとりの「好きなこと」をつくり、平日や休日に楽しむ工夫をしてみましょう。

すでにストレスを抱えている人にとっても、そうした好きなことがストレス発散の方法になります。

定年を過ぎてからやりたいことが見つからず、急に老け込んだり病気がちになったりする人も多く診てきました。

現役時代から好きなことを見つけてストレス対策をしておくことが、第二の人生の謳歌にもつながるのではないでしょうか。

ストレス予防②　好きな人と会い、ご飯を食べる

ストレス予防には、食事も大いに関係してきます。

体験上言えることは、「好きな人と会い、おいしいご飯を食べる」のが理想です。

逆に言えば、嫌いな人間とは食卓を囲まないことです。心に不満や不安を抱きながら、嫌いな人と嫌々ご飯を食べるくらいなら、一人で食事をしたほうがよほどマシというものです。

気の置けない仲間や友人と、賑やかに談笑しながら食べる食事は最高です。

そういうときは、いつもは1杯のお酒が、ついつい2杯、3杯になってしまったりもしますが、それも愛嬌というものです。

笑うことが免疫機能を高めることも知られてきました。

かつて、私がある地方の大学に在籍していた折のことです。その大学では、2つの

気の置けない仲間との食事は最高のストレス予防

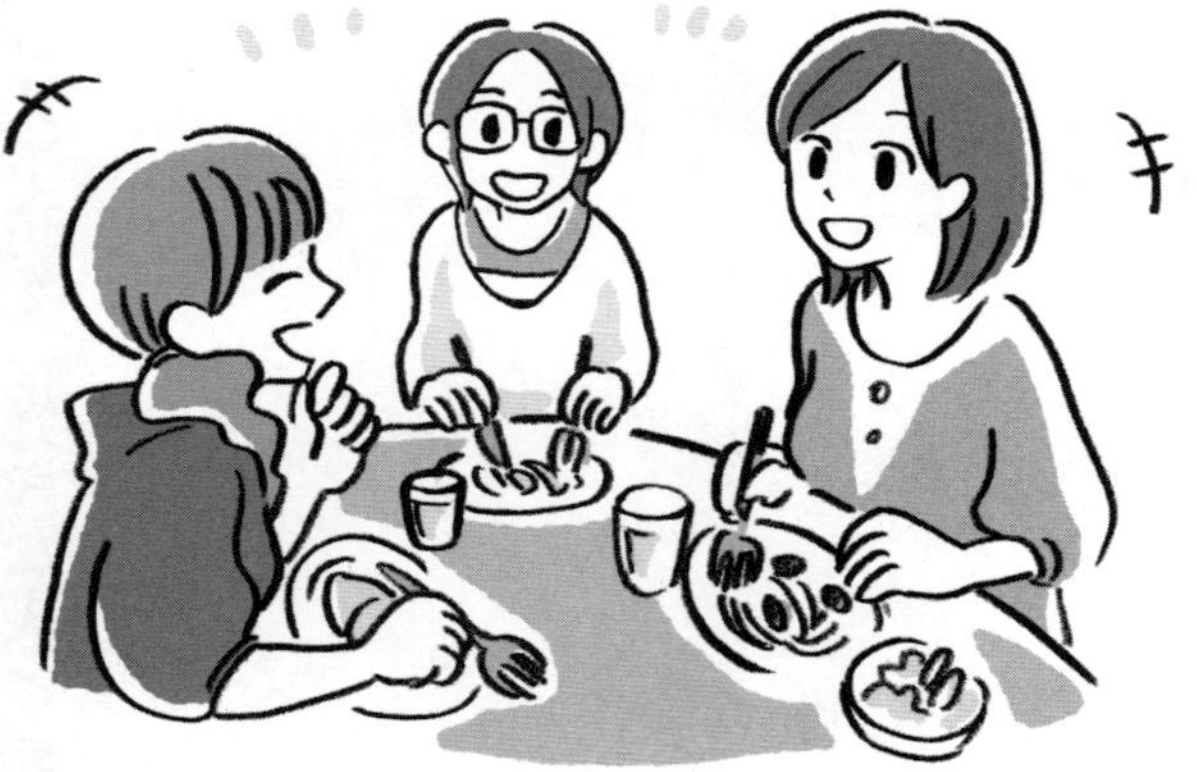

派閥ができていました。
　ある日、片方の派閥のお偉いさんから、「明日、俺たちと飲もう」と誘われました。しかし、じつはもう片方の派閥の若い数名と飲む予定でした。
「父が来ていまして」と嘘をつき、約束の日飲んでいたのですが、その都市では飲み屋さんは限られていました。そして互いが二次会に移るタイミングで、道の真ん中でばったり。
　さすがにその瞬間は気まずい思いをしたものですが……。私はそのお偉いさんより、若い数名とワイワイ楽しく飲みたかったのです。

好きなことをやって好きな人とご飯を食べる。そして嫌いな人とはご飯を食べない。今考えると、こうしたことを続けてきたことが、まがりなりにも現在の健康につながっていると思えるのです。

ストレス予防③　変わり者と思われても気にしない

ストレスを予防する3つ目の方法。

それは、再三述べていますが、まわりを気にせず、「決まった時間に帰宅する」ことです。

帰宅時間を一定にすることで、まず生活サイクルを確立しやすくなります。

夕食、入浴、就寝時間などを一定に保つことで朝も自然に目覚め、快適な1日につながっていきます。

また、定時に帰宅するためには、必然的に残業や夜の付き合いを控えなければなりません。

時にはやらなければならない残業もあるでしょうが、そういうことがあった週は「ちょっと1杯」と誘われても「家族サービスの日でして……」などと言って、一人先に帰ってしまうのです。

私自身もそうしてきました。

残業や夜の付き合いは控えて決まった時間に帰ろう！

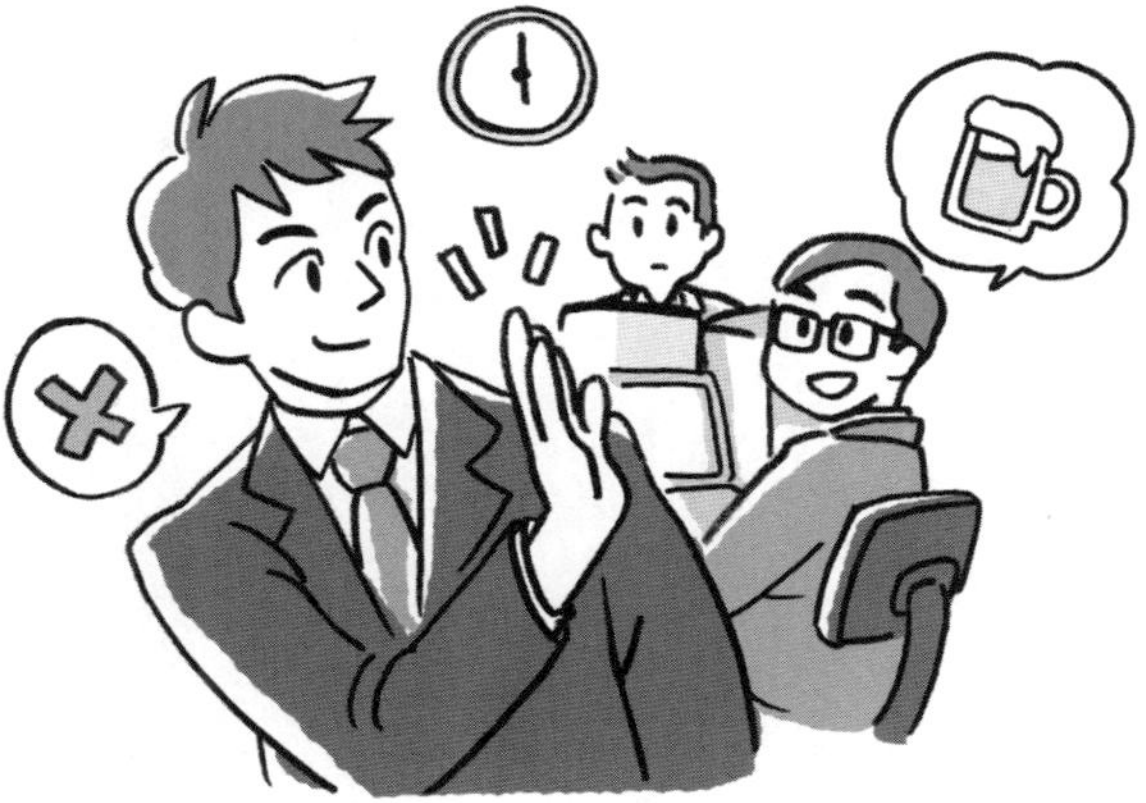

かつて勤めてきた病院や施設では、「アイツは変わり者だ」と思われてきました。

同窓会なども積極的には出ず、すすめられた役職なども可能な限り断ってきました。

ただ、教授にはなりたかったので、そのための努力は惜しみませんでしたが、それ以外ではゴーイングマイウェイを貫いてきました。

つまり、人から**多少変わり者と思われても、気にしないこと**です。

むしろ、人に合わせすぎると、そのことがストレスになることも多いのですから。

ミトコンドリアが体内でもっとも多い腸だからこそ、冷やさない

腸にやさしい生活習慣の最後が、「腸を冷やさない」ことです。

人の体内で、もっともミトコンドリアが多くある箇所が腸であることは述べました。腸は体内でもっともミトコンドリアエンジンを使う場所であり、そのために多量のミトコンドリアがあるのです。

そして、このミトコンドリア、およびミトコンドリアエンジンは温度が高いところでしか機能しないのです。そのため、**腸を冷やしすぎずに適度に温めることが、ミトコンドリアエンジンの稼働にはもってこい**なのです。

また、がん細胞が体温の低いところで増殖することも知られています。末期がんの患者さんがアイスクリームといった冷たいものを欲するのも、そのためかもしれません。

このように、腸や身体を冷やしすぎることはよくありません。

そのためには、まずは食べ物に注意します。

夏でも温かい飲み物を飲んで、身体を冷やさないことが大切！

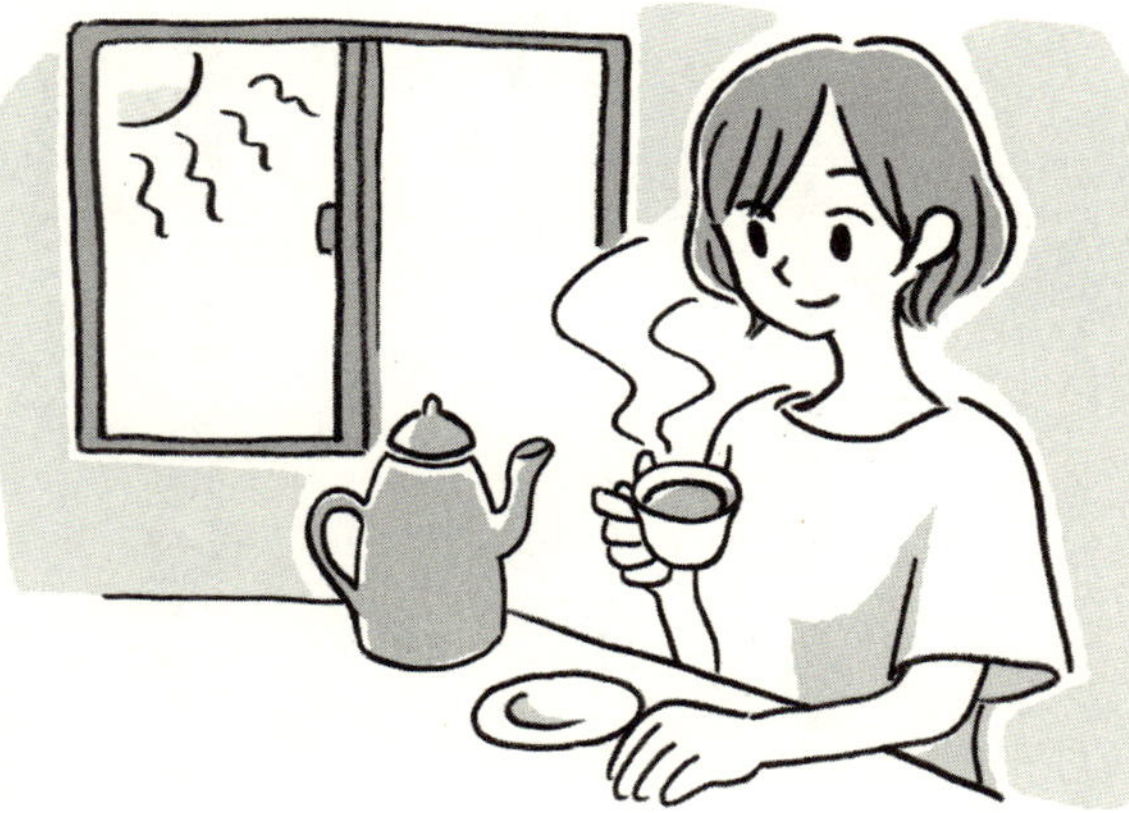

冬はみなさん温かいものを食べると思いますが、意外と夏が危ないのです。

たとえば夏場に、冷やしパスタと冷製スープ、アイスコーヒーを摂るとします。食事が冷たいものばかりなので腸が冷えてしまいます。冷房も効いていることでしょう。

こんなときは、ドリンクにはホットのハーブティや紅茶、コーヒーを選び、冷やしすぎを避けるのです（スープなども温かいものにするといいでしょう）。

身体を外から冷やさないことも大切です。寝るときは、夏場でもお腹に薄い布団やタオルケットを当てる。また、最近では女性向けのお洒落な腹巻も人気と聞きます。

外から見えるものでもないし、冷え性の人などはこうしたグッズを活用して腸を温めるのもよいのではないでしょうか。

■入浴も腸を温めるチャンス

先述のように、私はお風呂が好きです。とくに、リラックスして熱い湯に浸かるのが好きで、家では湯温を42度に設定しています。

このように書くと、同業者からは「ヒートショック（家の中の急激な温度差がもたらす悪影響のこと）対策で湯温は40度が常識」とお叱りを受けそうですが、そのようなことは先刻承知です。

むしろ、好きな熱い湯に入らないストレスを、私は遠ざけているのです。

さらには、熱めのお湯で腸を体外から適度に温めることも意識しているわけです。

ただし、風呂場はちゃんと暖めていますし、42度の湯に長時間浸かるといったことはしません。家庭では、5分ずつ3回など、適度に浸かったりあがったりをくり返し、その間に洗髪なども済ませ、トータルで30～40分の入浴を楽しむのです。

この程度なら私の体調などを考慮すると、ヒートショックや心筋梗塞、脳梗塞を心配する必要もないでしょう（ちなみに私の上の血圧は１３０未満で安定しています）。

■私がドーミーインに宿泊するワケ

家のお風呂ではこのように腸を温めることができるのですが、問題は宿泊を伴う出張のときです。

ビジネスホテルの小さなユニットバスでは、ゆったりと手足を伸ばして湯船に浸かることができません。

そこで、地理的に可能であれば、私はたいてい「ドーミーイン」というビジネスホテルに宿泊しています。このチェーンのホテルは全国にあり、温泉や大浴場（男性限定の場合もある）が付随しているのです。

そのため、たとえば深夜の12時や1時でも、ゆったりと手足を伸ばして大浴場のお湯に浸かることができます。

私は時には、22時半くらいにいったん就寝し、眠れずに夜中に大浴場に行くことさ

ホテルでも大浴場でしっかり身体を温めよう！

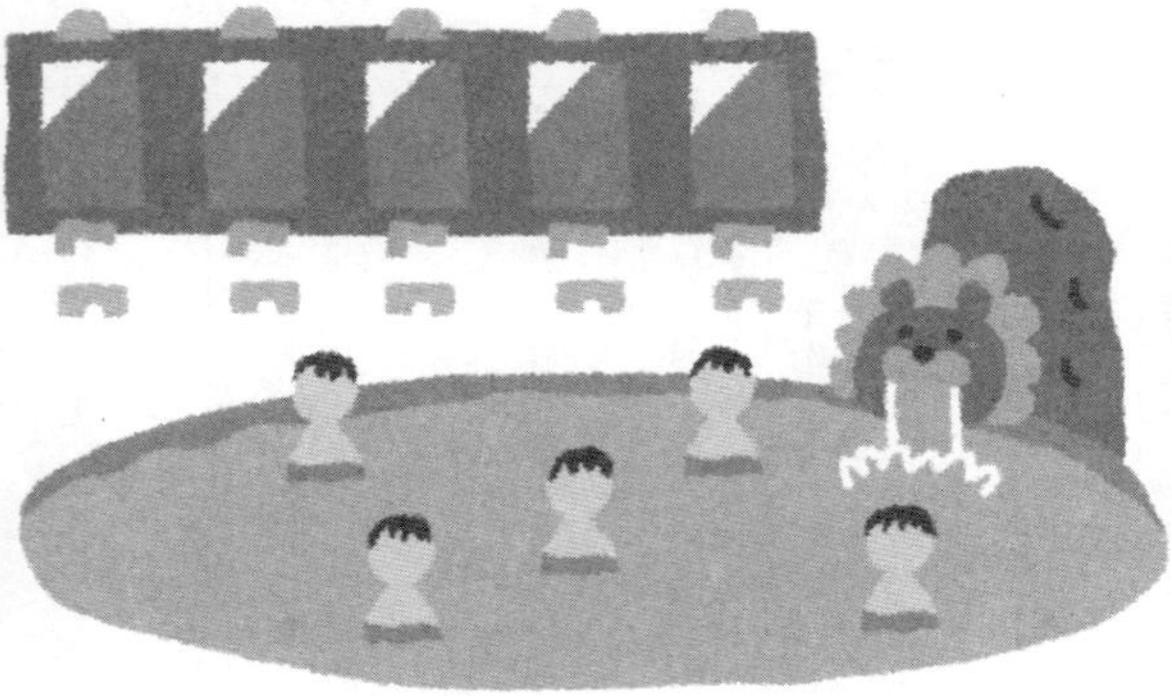

えあります。

そうして腸と心をしっかりと温めリラックスすれば、今度はぐっすりと眠れて、翌朝も快調なことが多いのです。

時には講演先などが気を利かしてくれて、豪勢なホテルを用意すると言ってくださることもありますが、自分で選べるようなときは「ドーミーインにしてほしい」とお願いするのが常です。ここでは、ご当地の朝食も楽しめます。

また、ドーミーインに限らず、ビュッフェスタイルの朝食を取り入れているホテルなどもおすすめです。主食を避けて、食物繊維と発酵食品といった、いつもの朝食に近いメニューを自分でチョイスできるからです。

みなさんもさまざまに工夫して、腸を体内と体外から温めてください。

そして、ミトコンドリアエンジンを一杯に吹かし、腸モレを予防、改善するのです。

おわりに　寿命100歳時代を元気に生きるために

本書では、パンに象徴されるグルテンや過剰な糖質摂取が腸や心身におよぼす悪影響について説いてきました。同時に、そうして傷んだ腸や病んだ心身を元に戻す食や生活習慣についても述べてきました。

医師になって以来、長年、孤独に腸や腸内細菌のことをいろいろと調べてきました。かつては、ほとんど医学界から相手にされず、同僚の中には「そんなことで飯が食えるのか」と心配（？）や忠告をしてくださる人もいたりしたものです。けれども、好きで続けてきたことがようやく実を結び、近頃は「腸内フローラ」といった言葉が、一般にも広がってきたと感じます。

同時に、この世界はまだまだ奥が深く、わかっていないことだらけということも痛感します。

「腸モレ」といった腸の不調が、どのようなメカニズムで身体や心の病気につながっていくのか、今後もそうした研究を続け、折に触れてわかったことをわかりやすく発表していきたいと考えているところです。

それにしても、成人はもとより、小学生といった小さな子どもたちの間でさえも腸モレやそのことが原因と思われるアレルギー、各種疾患が増えているのは驚きでもあり困った事態でもあります。

しかし、メディアによっては、パンの製造メーカーなどに遠慮してあまり言えないこともあります。

だからこそ、「私が世間にお知らせしなくては！」と思います。

食料自給率がカロリーベースで40パーセントを割り込んだ現在、日本はこれからも小麦に代表される穀物などを輸入しなければ、満足に食べることさえできない。それゆえに、「食べ方」や「食べるべきもの、避けるべきもの」などについて、きちんと理解をしてほしいと願うのです。

まずは手はじめに、パンを週に2回に限ってみる。
そして、40歳、50歳を過ぎている人なら、ミトコンドリアエンジンへの切り替えを意識するために、糖質摂取も控えていく。こうしたことで、見違えるように心身が快調になった人々を多く知っています。

みなさんもだまされたと思って、一度、トライしてみてください。

もちろん、腸内細菌が人それぞれであるように、各人に合う健康習慣もさまざまです。食材や食べ方、また本書で紹介したクスリについても、効果が出やすい場合もあればそうでないこともあるでしょう。
まずは気軽に試してみて、自分流に調整を加えていってください。同時に、適度な運動をし、人生を楽しんで、ストレスを遠ざける工夫もしてみてください。

2007年に日本で生まれた子どもが、平均して「107歳まで生きるだろう」という研究データがあります。カリフォルニア大学とドイツのマックス・プランク研究所の研究者が世界の国別に同年生まれの子どもの寿命を比較予測したもので、アメリカやフランスの１０４歳と比べても日本はより長寿の予測になっています。

みなさんのお子さんやお孫さん、ご親戚の子どもたち、近所の子どもたちがその年まで生きるかもしれないのです。

そう思えば、「腸の健康法」は代々受け継いでいくべきものとも言えるのではないでしょうか。

ぜひご家族で、腸の健康に励んでください。

藤田紘一郎

40歳からはパンは週2にしなさい
二〇一七年一二月三〇日　第一版　第一刷
著　者……………藤田紘一郎
発行者……………後藤高志
発行所……………株式会社　廣済堂出版
〒一〇一―〇〇五二　東京都千代田区神田小川町
二―三―一三　M&Cビル7F
電　話　〇三―六七〇三―〇九六四（編集）
〇三―六七〇三―〇九六二（販売）
FAX　〇三―六七〇三―〇九六三（販売）
振　替　〇〇一八〇―〇―一六四一三七
URL　http://www.kosaido-pub.co.jp
装　丁……………盛川和洋
印刷所
製本所……………株式会社　廣済堂
ISBN978-4-331-52137-3　C0295